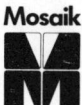

Hans Greissing · Adriana Zillo

ZILGREI
gegen
Kopf- und
Nackenschmerzen

Selbstbehandlung durch eine einfache
Haltungs- und Atemtherapie

Verblüffend schnell wirksam,
leicht erlernbar

Mosaik Verlag

Bearbeitung: Bruna Forti
Zeichnungen: Carlo Crovetto

Übersetzung aus dem Italienischen und Bearbeitung der deuschen Ausgabe:
Charlotte Rogers

Umschlaggestaltung: Petra Dorkenwald

Der Mosaik Verlag ist ein Unternehmen der Verlagsgruppe Bertelsmann

© 1992 Mosaik Verlag GmbH, München / 5 4 3 2 1
Herstellung: Herbert Tausend, München
Satz: Layout und Grafik 1000, München
Druck und Bindung: Ebner, Ulm
Printed in Germany · ISBN 3-576-10022-9

Inhalt

Vorwort

Liebe Leserinnen und Leser,

von manchen Menschen sagen wir, daß sie kopflastig und halsstarrig oder hartnäckig sind. Welche Eigenschaften die Umgangssprache damit benennt, ist in der Regel auch dem Körper eingeprägt.

Gerade bei Menschen mit Rundrücken und Hohlkreuz lastet der Kopf auf dem weit vorgebeugten Hals. Bei anderen ist der Hals gerade und stolz emporgereckt, aber so starr, daß Kopfdrehung und -kippung stark eingeschränkt sind.

Das alles geschieht ganz unbewußt. Keiner ist sich zum Beispiel bewußt, daß er nachts mit den Zähnen knirscht, ständig Zähne oder Lippen aufeinanderpreßt oder die Schultern dauernd so hochzieht, daß er einen harten Nacken bekommt.

Andere Formen des Überspanntseins dringen in unser Bewußtsein vor und weisen uns schmerzhaft darauf hin, daß etwas nicht in Ordnung ist: Kopf-, Nacken-, Schulterschmerzen, Neuralgien.

Die Wahrscheinlichkeit ist groß, daß die in diesem Buch beschriebenen Übungen dazu beitragen werden, daß Sie sich in Ihrem *ganzen* Körper wieder wohl fühlen können, auch im Bereich von Kopf, Hals und Nacken.

Natürlich ist Ihnen nicht damit geholfen, daß Sie das Buch unters Kopfkissen legen oder einfach nur durchlesen, sondern nur dann, wenn Sie die für Sie geeigneten Übungen herausfinden und tagtäglich anwenden.

Hilfe zur Selbsthilfe

Schmerzen und Mißempfindungen im Bereich von Kopf, Hals und Schultergürtel, Augen, Ohren, Nase und Zähnen sind nicht selten. Riesenanstrengungen werden unternommen, um die Ursachen solcher Schmerzen herauszufinden und wirksame Medikamente, Geräte und Maßnahmen zu ihrer Bekämpfung zu entwickeln. Und nun soll es plötzlich sein, Schmerzen und Beschwerden in Wohlbefinden umzuwandeln, und zwar mit geringstem Aufwand? Durch ein paar Minuten atmen und sich bewegen – was wir ohnehin den ganzen Tag tun.

Ich selbst habe etwa drei Jahre lang von verschiedenen Seiten Hinweise auf die in diesem Buch dargestellte Zilgrei-Methode bekommen, stets verbunden mit einem etwas euphorisch überdrehten Unterton, was mich vermuten ließ, es handle sich mal wieder um eine jener »epochalen« neuen Heilslehren, die ein paar Jahre durch die Alternativszene geistern und dann wie eine Seifenblase zerplatzen. Bis mich ein ganz sachlich klingender Hinweis veranlaßte, das von Greissing und Zillo entwickelte Verfahren praktisch kennenzulernen.

Nun war's an mir, euphorisch zu werden! Inzwischen ist es für mich selbstverständlich, daß die Methode wirkt. Sie tut es freilich nur bei genauer und richtiger Durchführung. Auch braucht man mitunter etwas Geduld: Je weniger ein Mensch sich selbst in seinem Körper spürt, je unbeweglicher er ist, je verhärteter seine Knochen, Sehnen und Muskeln sind, desto länger kann es dauern, bis der gewünschte Erfolg sich einstellt.

Konzepte

In der Medizin gibt es verschiedene Therapiekonzepte, die einander ergänzen. Eines davon lautet: Fördere die Selbstheilungskräfte des Organismus.

Denken Sie an unsere herrlichen alten Dome. Sie stehen seit Jahrhunderten an ihrem Platz, doch nur deswegen, weil sie ständig erneuert werden. Von Generation zu Generation sind Baumeister damit beauftragt, verwittertes Gestein zu entfernen und durch neuen festen Stein gemäß altem Bauplan zu ersetzen. Nach dem selben Prinzip funktioniert auch unser Körper. Solange wir leben, wird Verbrauchtes abgebaut und Neues – vorwiegend nachts im Schlaf – gemäß Bauplan wieder aufgebaut. Altern heißt: Das Verwittern geht schneller als der Wiederaufbau. Leichte Beschwerden in einem Körperteil können bedeuten: Der Baumeister bekommt nicht genügend Informationen über den Zustand der Bausubstanz dort. Verhärten, unbeweglich werden, heißt: Die Transportwege für die Arbeitskolonnen sind durch Gerümpel verlegt und kaum noch passierbar.

Zilgrei-Übungen – richtig durchgeführt – erleichtern unserem Organismus den täglich notwendigen Wiederaufbau. Die vertiefte Atmung verbessert die Sauerstoffversorgung der Zellen. Verkrampfte Muskulatur löst sich, wird besser durchblutet. Infolgedessen können verklemmte Wirbelgelenke wieder in die richtige Stellung zurückgleiten, eingeklemmte Nerven werden aus dem Würgegriff harter Muskelstränge oder verdrehter Wirbel befreit, und so weichen schließlich Schmerzen oder Mißempfindungen. Kurzum: Hindernisse werden beseitigt, so daß der Baumeister die Selbstheilungskräfte wieder überall hinschicken kann, um die Restaurierung im Körper in Angriff zu nehmen.

In diesem Sinne wünsche ich Ihnen guten Erfolg mit diesem Buch.

Dr. Manfred Werner
Marburg, im September 1991

Kopfschmerzen

Nur ganz wenige Menschen können sich glücklich schätzen, nicht zu wissen, was Kopfschmerzen sind. Schon ab dem Schulalter treten sie in leichterer oder akuterer Form auf. In der Tat sind Kopfschmerzen die am weitesten verbreiteten körperlichen Beschwerden und die am schwierigsten zu behandelnden. Statistiken zeigen, daß nur eine von zehn Personen nicht darunter leidet, die übrigen neun haben in der einen oder anderen Form zumindest einmal oder auch öfter, zum Teil sogar häufig darunter gelitten. Man darf dabei natürlich nicht vergessen, daß dieser Prozentsatz auch deshalb so hoch ist, weil Kopfschmerzen häufig Vorboten oder Begleiter fast aller somatischen und psychosomatischen Erkrankungen sind, etwa Erkältungen, Grippe, Lungenentzündung, Rheumatismus, oder nach chirurgischen Eingriffen auftreten. Wir sind schon so daran gewöhnt zu hören, »heute habe ich schreckliches Kopfweh«, daß wir schon gar nicht mehr darauf achten.

Manchmal sagt auch jemand: »Mir tut der Kopf so weh, daß ich meine, mir platzt das Gehirn!« Es ist dann gut zu wissen, daß laut wissenschaftlicher Aussage das Gehirn völlig schmerzunempfindlich ist. In jüngster Zeit wurden einige Zweifel darüber laut, und manche Spezialisten sind der Ansicht, daß Kopfschmerzen auch in der Hirnhaut auftreten und gewisse Gehirnabschnitte ebenfalls schmerzempfindlich sein können.

Die am meisten verbreitete Ansicht ist jedoch noch heute, daß die Schmerzzone bei Kopfweh sich hauptsächlich auf die Kopfhaut und auf das Gewebe, das die Schädelknochen umgibt, erstreckt.

Aber da mögen sich die Geister scheiden; fest steht, daß Kopfweh höchst unangenehm und schmerzhaft sowie weit verbreitet ist.

Unter dem medizinischen Ausdruck *Cephalaea* versteht man alle Schmerzen, die im Bereich des Schädels auftreten. Sie sind in zwei Hauptgruppen unterteilt: primäre und sekundäre Kopfschmerzen. Bei der ersten Gruppe ist die Schmerzursache weder spezifisch noch bekannt, und der Schmerz ist das einzige Symptom.

Bei der sekundären *Cephalaea* handelt es sich meist um ein Symptom verschiedenster Krankheitszustände allgemeiner organischer oder funktioneller Art, wie beispielsweise Kreislauf-, Stoffwechsel- und Blutdruckerkrankungen, neurovegetative Überempfindlichkeit, Infektionen, Vergiftungen, Arteriosklerose, aber auch Gehirnerkrankungen wie Hirnhautentzündung.

Bei den sekundären Kopfschmerzen handelt es sich also um ein Symptom, um eine Alarmglocke, die anzeigt, daß in unserem Organismus etwas nicht stimmt. In solchen Fällen muß zuerst die Ursache gefunden und behoben werden, anstatt die ersten Anzeichen gleich mit Schmerz- oder anderen Mitteln zu bekämpfen.

Wenn Kopfschmerzen auf nur einer Schädelseite mit pochenden Schmerzen auftreten, handelt es sich meist um die sogenannte Migräne. Oft wird sie begleitet von Übelkeit, Erbrechen, Überempfindlichkeit der Sinnesorgane, das heißt Licht- und Geräuschempfindlichkeit, sowie Flimmern vor den Augen und Schwindelgefühl.

Wie viele Arten von Kopfschmerzen gibt es?

Die Varianten sind äußerst vielfältig und unterschiedlich: Da gibt es den leichten, anhaltenden Schmerz, der nicht nachzulassen scheint, aber an Intensität auch nicht zunimmt; oder den heftigen, fluktuierenden Schmerz, der abwechselnd zu- und abnimmt; dann das langsam ansteigende Kopfweh, das mit der Zeit immer stärker wird, oder den gleichbleibenden, hämmernden Schmerz; die Kopfschmerzen, die wie ein Eisenring langsam mit zunehmender Intensität den Kopf zusammenzudrücken scheinen; oder gleichzeitig zwei, übereinandergelagerte Schmerzen: einer dumpf und unterschwellig, der andere heftig und akut.

Kopfschmerzen können in einer bestimmten Zone des Schädels auftreten und dort fixiert bleiben oder an einer Stelle beginnen und sich dann auf andere Kopfteile ausbreiten.

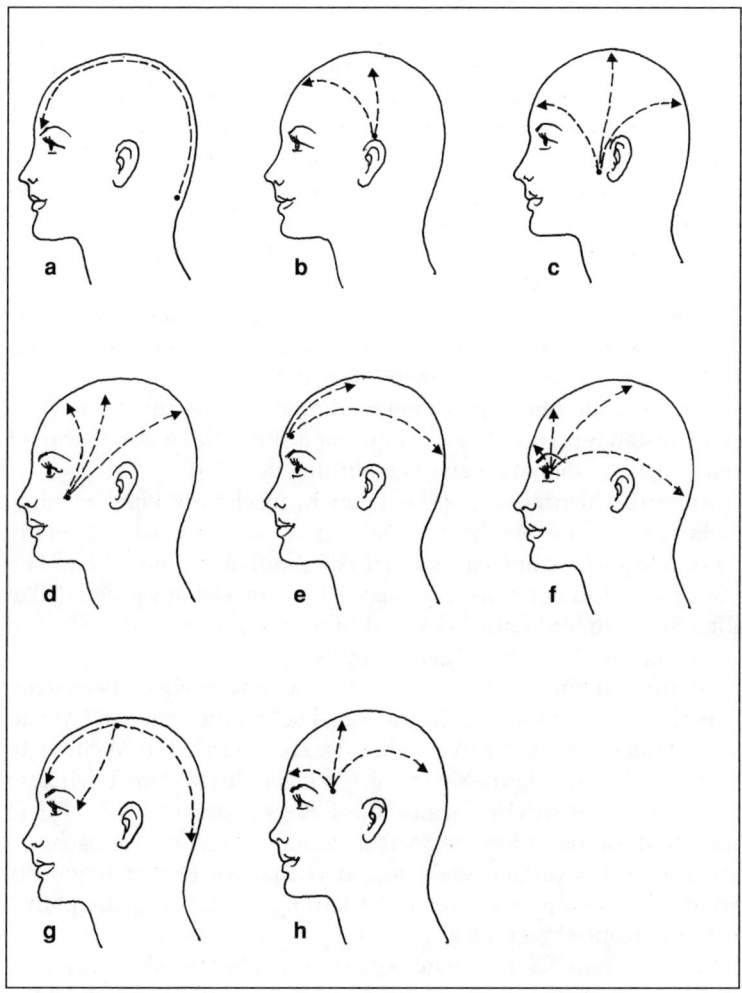

Die Abbildungen zeigen die häufigsten »Varianten«, das heißt den Ausgangspunkt, wo Kopfschmerzen meist beginnen, und die möglichen Richtungen, wohin sie wandern oder ausstrahlen.

Kopfschmerzursachen

Wie bereits eingangs erwähnt, sind Kopfschmerzen häufig nur das Symptom einer Erkrankung oder eines physischen Zustandes, die sich in einem ganz anderen Körperteil abspielen als im Kopf.

Davon abgesehen gibt es noch viele andere Kopfwehursachen, die mehr oder weniger bekannt sind: wie zum Beispiel Empfindlichkeit gegen Zugluft, Streß, Erkältungen und Alkoholkonsum.

Eine häufige und teilweise sehr quälende Ursache stellt die Neuralgie dar, eine schmerzhafte, aber klinisch nicht erfaßbare Affektion der Nerven. Besonders oft befallen ist der Trigeminusnerv, was zu heftigen, messerstichartigen Schmerzanfällen führen kann. Meist ist von diesen Attacken nur eine Gesichtshälfte im Bereich des Ober- oder Unterkiefers befallen. Zu Beginn dauern die Anfälle in der Regel nur ein paar Sekunden, wiederholen sich aber dann nach mehr oder weniger langen Intervallen.

Manchmal treten Kopfschmerzen immer wieder unter besonderen Umständen auf. Typisch dafür sind die Anfälle vor, während oder nach der monatlichen Regelblutung der Frau.

Auch die Verdauung spielt beim Kopfschmerz eine wichtige Rolle. Zu üppige Mahlzeiten, besonders wenn sie sehr fetthaltig sind, und der Genuß von zu viel Alkohol haben den klassischen »Stahlring« um den Kopf zur Folge. Manchmal ist in solchen Fällen die schnellste und natürlichste Abhilfe, den Finger in den Rachen zu stecken und so den Magen zu entleeren.

Ab und zu ein Festessen schadet niemandem, aber überreichliche Mahlzeiten sollten nicht die Regel sein. Besonders am Abend sollte man nur wenig und leichte Kost zu sich nehmen. Wenn man nämlich abends übermäßig ißt, sich danach direkt vom Tisch zum Sofa vor den Fernseher begibt, die Füße auf den Couchtisch legt und dann in dieser Stellung vor dem Schlafengehen die nächsten zwei bis drei Stunden verbringt, darf man sich nicht wundern, wenn man unruhig schläft, die Verdauung nicht richtig klappt und man mit Kopfschmerzen aufwacht.

Streßbedingte Verhaltensweisen sind heutzutage sicherlich eine der Hauptursachen für Kopfschmerzen. Es erscheint uns wichtig, einige Beispiele dafür etwas näher zu betrachten, weil sie weit verbreitet sind. Sie kennen zweifelsohne den Ausdruck, »die Zähne zusammenbeißen«, wenn es darum geht, ein Problem zu lösen oder eine Situation zu meistern, die unangenehm ist. Nun, sehr viele nervöse und streßgeplagte Menschen tun das buchstäblich, unbewußt und nicht nur tagsüber, sondern auch nachts. Nächtliches Zähneknirschen, wie auch verkrampfte Schlafstellungen sind oft verantwortlich für dieses morgendliche Gefühl des »Erschlagenseins«, begleitet von unterschwelligen oder auch starken Kopfschmerzen.

Es ist klinisch nachgewiesen, daß die ständige Kontraktion der Kiefermuskulatur nicht nur die Kiefergelenke übermäßig belastet, sondern direkt und indirekt für eine ganze Reihe von krankhaften Erscheinungen verantwortlich ist, nicht zuletzt für Kopf- und Rückenschmerzen. Wenn sie sich dessen bewußt sind, daß Sie dazu neigen, sollten Sie unbedingt darauf achten, daß Sie vor dem Einschlafen die Muskulatur des gesamten Körpers, insbesondere der Gesichtsmuskeln, entspannen. Letzteres erreichen Sie sehr gut, wenn Sie vor dem Schlafengehen folgende Selbstbehandlungen ausführen: KAMPFLÄUFER (Seite 136), ZEISIG (Seite 138), ZWERG-SCHNÄPPER (Seite 140) und ADLER (Seite 91).

Auch falsches Kauen kann sehr oft immer wieder auftretenden Kopfschmerzanfällen zugrunde liegen. Wenn die Zähne unregelmäßig sind, das heißt, auf einer Seite höher als auf der anderen, oder wenn einseitige Zahnlücken vorhanden sind, oder aufgrund von nichtbehandelten einseitigen Schmerzzuständen immer nur auf einer Seite gekaut wird, entsteht dadurch eine erhebliche Streßsituation in den Kiefergelenken, was tatsächlich zu ständigen Kopfschmerzen und anderen Beschwerden führen kann. Ein regelmäßiger Zahnarztbesuch ist daher nicht nur für den guten Zustand der Zähne wichtig, sondern für das Allgemeinbefinden überhaupt.

Dann gibt es noch die sogenannten Wochenend-Kopfschmerzen. Sie sind meist nur die Konsequenz aus der Überforderung des Körpers: zuviel Schlaf, zuviel Sport, zuviel Nahrung und Alkoholgenuß. Auch das kann der Körper als Streß empfinden. Wie sagte doch Paracelsus, der große Pionier der modernen Medizin, schon im Mittelalter so treffend: »Alles ist Gift und nichts – die Dosis macht's!«

Wer viele ungelöste Probleme vor sich herschiebt, trägt in der Tat »eine Last auf den Schultern«, so etwa wie Atlas die Weltkugel trägt. Dadurch verspannen sich Muskeln im Nacken, in den Schultern, eigentlich im ganzen Körper. Wenn Kontraktionen entstehen in Muskeln, die bereits angespannt sind, verengen sich die Blutgefäße. Das wiederum beeinträchtigt die Blutzirkulation besonders in Nacken und Kopf – und damit sind wir wieder bei den Kopfschmerzen angelangt.

Streßbedingtes hastiges Atmen, häufiges Seufzen, zu starkes Einatmen, unvollständiges Ausatmen oder umgekehrt – kurz, unphysiologisches Atmen stört den Gasaustausch in der Lunge und somit den Säure-Basenhaushalt im Körper. Ständig wechselnde Kopfschmerzen sind ein typisches Indiz dafür.

Die hier genannten Ursachen sind nur einige der vielen, die für das Auftreten von Kopfschmerzen verantwortlich sein können. Wichtig ist jedenfalls, daß Sie sich dessen bewußt sind, daß Kopfschmerzen meist nur ein Signal, ein Symptom sind für einen Mißstand im Körper oder in der Seele. Die Schmerzen treten zwar im Kopf auf, aber die Ursache kann ganz woanders liegen.

Die Verbindung der Spinalnerven der Halswirbelsäule mit anderen Körperteilen

Die ersten Spinalnerven, die aus der Halswirbelsäule im Bereich des Nackens austreten, verlaufen etwas seitlich entlang dem Hin-

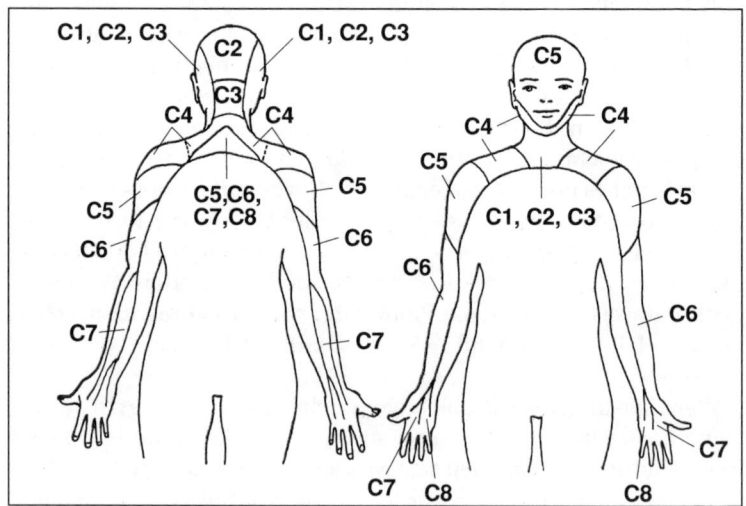

terkopf. Die Verspannung der kleinen Muskeln zwischen dem Hinterhaupt und dem Nacken kann dazu führen, daß die Funktion dieser Nerven, deren Aufgabe hauptsächlich in der sensiblen Übertragung liegt, gestört wird. Das Ergebnis ist häufig Schmerzempfindung im gesamten, von diesen Nerven versorgten Kopfbereich.

Die Abbildungen zeigen zwei »Karten« der Körperbereiche, die von den acht Spinalnerven der Halswirbelsäule versorgt werden. So entspricht zum Beispiel C5 (Zervikalnerv 5) den Oberarmen, C7 und C8 den Händen usw.

Wenn die Nervenimpulse, aus welchem Grund auch immer, gestört sind, kann die dem betroffenen Nerv entsprechende Körperpartie schmerzhaft, druckempfindlich, taub, heiß oder kalt werden.

So ist es durchaus möglich, daß bei einem Kribbeln im Unterarm und in den Händen die Ursache darin zu finden ist, daß die Impulsübertragung der Spinalnerven C7 und C8 gestört ist. Es kann also im Bereich der letzten beiden Halswirbel oder des ersten Brustwirbels eine Verschiebung oder eine Kontraktion der umliegenden Muskulatur vorliegen, die es zu beseitigen gilt.

Nackenschmerzen

Spricht man von Schmerzen in der Halswirbelsäule, denken die meisten Menschen gleich an Arthrose.

Die Medizin definiert mit dem Wort Arthrose eine chronische, degenerative Erkrankung, die aus der Veränderung der Bestandteile eines Gelenks besteht, was sich in Form von Bewegungseinschränkung und Schmerzen bemerkbar macht.

In Italien beispielsweise, wo wir leben, muß Arthrose für eine ganze Menge nichtspezifischer Beschwerden, Wehwehchen und Schmerzen herhalten, deren Ursache nicht erkennbar ist. Ähnliches scheint uns, gilt in Deutschland für das Wort Rheuma. Sobald Schmerzen in den Bewegungsorganen auftreten, deren Ursachen weder durch Röntgen noch durch andere Diagnosemethoden aufgedeckt werden können, wird gern von Rheuma gesprochen.

Unseres Erachtens handelt es sich bei Arthrose um den natürlichen, physiologischen Alterungsprozeß der Knochen, der zwar meist eine Einschränkung der Gelenkbeweglichkeit zur Folge hat, aber nicht unbedingt schmerzhaft sein muß.

Am häufigsten tritt Arthrose im Hüftgelenk auf (Koxarthrose), im Kniegelenk (Gonarthrose) und in der Wirbelsäule.

Verschiedene Faktoren, die man eigentlich in zwei Hauptgruppen zusammenfassen kann, haben Einfluß auf Arthrose: allgemeine und lokale Faktoren.

Zu den allgemeinen Faktoren gehören:
– das Alter (Veränderung des Ph-Werts der Gelenkflüssigkeit)
– erbliche Veranlagung für rheumatische Erkrankungen

- Übergewicht und entsprechende Überbelastung der Gelenke
- Umwelt (Wohnumstände, Klima, Bedingungen am Arbeitsplatz)
- Stoffwechselveränderungen (typisch dafür ist der Kalziumhaushalt)

Die lokalen Faktoren sind ihrerseits unterteilbar in zwei Hauptgruppen:
- Mißverhältnis zwischen Belastung und Widerstandskraft des Gelenks, veränderter Kontakt der Gelenkflächen, zum Beispiel bei X-Beinen oder bei Subluxation (Verrenkung) des Hüftgelenks
- entzündliche oder traumatische Prozesse, die Gelenksveränderungen hervorrufen

Die Arthrose-bedingten Veränderungen in der Wirbelsäule können verschiedener Art sein. Normalerweise verändert sich die Form des Wirbelkörpers, die angrenzenden knöchernen Teile werden unregelmäßig, die Verschmälerung der Bandscheiben läßt Osteophyten, kleine Knochenauswüchse, entstehen, die hinteren Gelenke, die die Bewegung der Wirbel gegeneinander steuern, verlieren ihre Beweglichkeit und limitieren somit die Bewegungsfähigkeit des Menschen.

In manchen, glücklicherweise seltenen Fällen bewirkt Arthrose schwerwiegendere Veränderungen. So können beispielsweise Verengungen der Zwischenwirbelkanäle entstehen, durch die die Spinalnerven austreten, die sehr schmerzhafte Reizungen des betroffenen Nervs hervorrufen können.

Viele Symptome werden der Arthrose der Halswirbelsäule zugeschrieben, begleitet von Beschwerden im Bereich des Kopfes, des Halses und in entfernteren Körperteilen. In der Tat kann Arthrose, je nach Alter und Art des Erwerbslebens, Klima und so weiter, für Schmerzen im Nacken und Gelenkknirschen beim Bewegen des Kopfes verantwortlich sein. Sie sind typische Anzeichen für Verschleißerscheinungen in den Wirbelgelenken der Halswirbelsäule. Begleiterscheinungen sind zum Teil Schwindelgefühl, Übelkeit, Kopfweh und Nackenschmerzen. Diese Beschwerden können sich auch häufen, und so klagt man manchmal über Nacken- und Kopfschmerzen oder sowohl über Bewegungseinschränkungen als auch über Übelkeit und Kopfschmerzen. Unter besonderen Umständen nehmen die Symptome dann meist noch zu; so bei Wetter-

20

wechsel, langen Autofahrten, bei seelischer und körperlicher Belastung.

Als natürlicher Alterungsprozeß gesehen tritt Arthrose eigentlich bei allen Menschen etwa ab dem dreißigsten Lebensjahr auf, doch glücklicherweise sind nicht alle von Schmerzen befallen. Die Tatsache, daß Arthrose nicht unbedingt schmerzhaft sein muß, wird schon dadurch bestätigt, daß viele Menschen im Röntgenbild ganz offensichtlich Anzeichen für Arthrose-bedingte Veränderungen aufweisen, ohne aber irgendwelche Beschwerden zu haben. Wäre also Arthrose eine mit Schmerzen verbundene Krankheit, müßten wir alle, hauptsächlich aber mit fortschreitendem Alter darunter leiden. Aber zum Glück ist das nicht der Fall!

Nachdem es sich also bei Arthrose um einen natürlichen, altersbedingten Prozeß handelt, ist sie auch nicht heilbar. Hingegen können die ihr zugeschriebenen Schmerzen und Bewegungseinschränkungen sehr wohl gelindert oder sogar beseitigt werden. Seien Sie ausdauernd in der korrekten Anwendung der Zilgrei-Methode, und machen Sie sich auf einige Überraschungen gefaßt!

Wie bereits im letzten Kapitel erwähnt, innervieren die Spinalnerven, die aus der Halswirbelsäule austreten, auch die Muskeln und die Haut der Schultern, Oberarme, Ellbogen, Unterarme und Hände. Ist der entsprechende Nerv auf irgendeine Weise gestört, können Schmerzen im gesamten von ihm versorgten Körperbereich auftreten.

Nehmen wir das Beispiel eines Störfaktors zwischen dem sechsten und siebten Halswirbel, der die Reizung des Speichennervs, der entlang der Außenseite des Unterarms verläuft, zur Folge hat; mit ziemlicher Sicherheit treten Schmerzen oder Unbehagen entlang dem Unterarm und eventuell in der Hand auf, obwohl die Schmerzursache von der Halswirbelsäule ausgeht. Mit anderen Worten: Nicht immer ist die Ursache dort zu finden, wo das Symptom auftritt.

Bei Arthrose sind die auftretenden Beschwerden in sehr vielen Fällen nicht auf eine Knochenveränderung (etwa eines Wirbels) zurückzuführen, sondern auf die Fehlstellung des Wirbels im Verhältnis zu seinen über und unter ihm liegenden anderen Wirbeln. In solchen Fällen haben die Beschwerden nichts mit Arthrose zu tun, sondern mit einer sogenannten osteoneuromuskulären Fehlstellung, einer Verrenkung oder einer Blockierung.

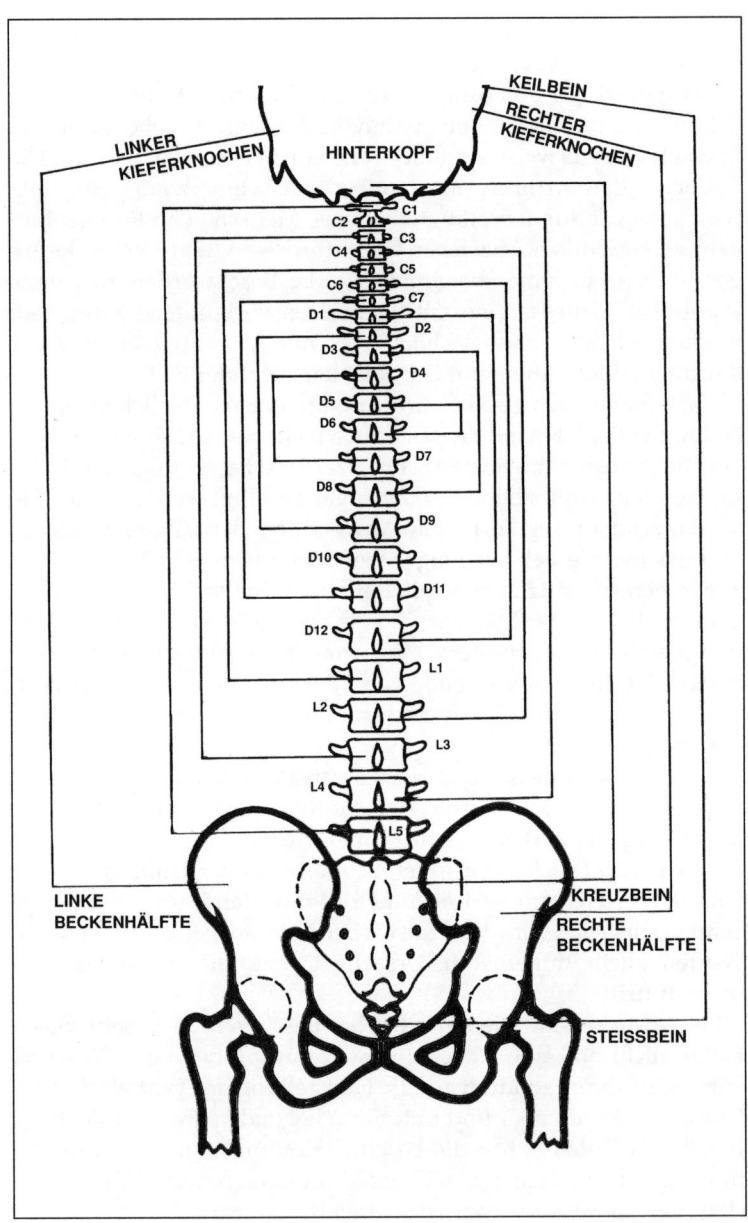

KEILBEIN

RECHTER
KIEFERKNOCHEN

LINKER
KIEFERKNOCHEN

HINTERKOPF

C1
C2 C3
C4 C5
C6 C7
D1 D2
D3
D4
D5
D6
D7
D8
D9
D10
D11
D12
L1
L2
L3
L4
L5

LINKE
BECKENHÄLFTE

KREUZBEIN

RECHTE
BECKENHÄLFTE

STEISSBEIN

22

Diese Fehlstellungen können in jedem Abschnitt der Wirbelsäule, vom Hals bis zum Kreuzbein, auftreten. Da es mit der Zilgrei-Methode meist gelingt, den Muskeltonus auszugleichen, verschwinden häufig auch Fehlstellungen und somit die symptomatischen Beschwerden.

Die Lovett-Brother-Theorie

Die Chiropraxis hat sich eine klinisch untermauerte Theorie zu eigen gemacht, die eine genaue Wechselbeziehung festlegt zwischen den Knochen, aus denen sich die Wirbelsäule zusammensetzt, das heißt Schädel, Wirbel, Kreuzbein, Beckenhälften. Sie heißt Lovett-Brother-Theorie und besagt, daß wenn ein Bestandteil der Wirbelsäule eine Fehlstellung aufweist, dessen Entsprechungsstruktur auf gleiche Weise betroffen ist. Hat man etwa Beschwerden im Nacken, wird unweigerlich nicht nur eine lokale Veränderung (im Halswirbelsegment) vorhanden sein, sondern auch in ihrer Entsprechungszone, das heißt in der Lendenwirbelsäule.

Die Abbildung zeigt die Entsprechungsstrukturen, die gemäß der Lovett-Brother-Theorie in direkter wechselseitiger Beziehung miteinander stehen.

Der erste Halswirbel (Atlas), gekennzeichnet mit C1, steht in Wechselbeziehung mit L5, dem fünften Lendenwirbel; der zweite Halswirbel, C2 (Axis), mit dem vierten Lendenwirbel, L4 , und so fort.

Das bedeutet, daß Beschwerden in der Halswirbelsäule sich auf die Lendenwirbelsäule auswirken und umgekehrt. Genauso wird sich eine Störung im oberen Brustwirbelabschnitt, D1, auf den unteren, D10, niederschlagen. Oder Probleme im rechten Kieferknochen können sehr wohl eine Entsprechung in der rechten Beckenhälfte finden, und umgekehrt.

Es wird Ihnen sicher deutlich geworden sein, wie wichtig es ist, nicht nur die direkt betroffene Zone, in der die Schmerzen auftreten, zu behandeln, sondern die Aufmerksamkeit auch auf jene Bereiche zu richten, die zwar entfernt, aber trotzdem in enger Beziehung stehen. Immer wieder machen wir in unseren Büchern und Kursen auf die Ganzheit des Menschen aufmerksam und auf die Notwendigkeit, nicht nur dort etwas zu unternehmen, wo es weh tut, sondern für den gesamten Organismus etwas zu tun. (Siehe zu diesem Thema unser Buch: *Neue Hoffnung: Zilgrei*). Enge Beziehungen bestehen auch zwischen Gelenken, die nicht der Wirbelsäule angehören. Es wurden jüngst Studien über den Mund als Kauorgan und die Wirbelsäule durchgeführt.

Das wiederholte Schlucken von Nahrung und Speichel – bis zu 1200- bis 1500mal am Tag – beeinflußt sowohl das Verhältnis zwischen Kiefer, Zungenbein und dem Schultergürtel als auch jenes zwischen Kiefer und Schädel. Hat beispielsweise jemand einen Fehlbiß, bei dem die oberen und unteren Zähne (vielleicht aufgrund einer Fehlstellung eines Weisheitszahns oder einer seelisch bedingten Muskelverspannung) nicht genau aufeinanderpassen, ist meist eine funktionelle Störung des Kiefergelenks festzustellen.

Bei jedem Kauen und Schlucken überträgt sich die Fehlbewegung des Kiefergelenks auf die direkt und indirekt mit ihm verbundenen Strukturen, die, wie wir gesehen haben, den gesamten oberen Bereich der Wirbelsäule miteinbeziehen.

Andererseits kann, wie wir in unserem Buch *Zilgrei gegen Rückenschmerzen* ausführlicher beschrieben haben, eine fehlerhafte Stellung der Füße, die ja das gesamte Körpergewicht tragen, sich negativ auf alle über ihnen liegenden Körperstrukturen auswirken. Ist der Gang unausgeglichen, und wird ein Fuß schlecht aufgesetzt, vielleicht eines Hühnerauges wegen, überträgt sich das mit der Zeit auf das Becken, das dadurch aus seiner korrekten Ausrichtung gerät. Das Rückgrat sitzt auf dem Kreuzbein, das ebenso Bestandteil des Beckens ist wie der Wirbelsäule. Ein schiefes Becken überträgt sich unweigerlich auf alle drei Abschnitte der Wirbelsäule, von unten bis oben, und somit sind wir wieder bei Nacken und Kopf angelangt. Aber für Probleme der Halswirbelsäule sind nicht immer nur die Knochen verantwortlich. Der berühmte »steife Hals« ist nichts anderes als die (meist sehr schmerzhafte) Verkrampfung der Muskeln auf einer Seite des Halses.

Die Vertemeres-Theorie

Die in der Chiropraxis angewendete Vertemeres-Theorie, die wir uns auch in der Zilgrei-Methode zum Vorbild gemacht haben, besagt, daß nicht nur die einzelnen Teile der Wirbelsäule untereinander verbunden sind, sondern daß auch eine enge Beziehung besteht zwischen ihnen und den verschiedenen Körperbereichen, Organen, Systemen, Drüsen und Funktionen des Körpers. Das bedeutet, daß wenn ein Wirbel eine Fehlstellung aufweist, davon alle Körperzonen, Organe, Drüsen und so fort, die diesem Wirbel entsprechen, betroffen sind. Gleichermaßen trifft das Umgekehrte zu: Liegt eine Dysfunktion eines bestimmten Organs oder einer Drüse vor, wird davon auch der Entsprechungswirbel beeinflußt.

Hier eine Aufstellung der Wechselbeziehungsbereiche der ersten sieben Halswirbel nach der Vertemeres-Theorie.

Der erste Halswirbel (Atlas) ist verknüpft mit dem Gehirn, dem Sehzentrum, den Schädelknochen, der Kopfhaut, dem oberen Teil der Stirn und der Ohren und mit den Knöchelchen im Ohr.

Der zweite Halswirbel (Axis) ist mehr oder weniger mit den gleichen Zonen wie der Atlas verbunden und bezieht noch einen Teil von Gesicht und Nacken ein.

Auch der dritte und vierte Halswirbel haben ein ähnliches Bezugsgebiet, das heißt Trigeminusnerv, Sehnerv, Netzhaut und Hornhaut der Augen, Nasenpassagen, Gesichtsknochen, Mund, Zähne, Zahnfleisch, Wangen, hinterer Nasenraum, Ohrtrompete, Ohrmuschel, Kiefer, Zungenbein.

Die Zonen des fünften Halswirbels überlagern gewissermaßen jene des vierten und schließen Augen, Nase, Gesicht, Zähne, Kiefer, Zungenbein und zusätzlich noch seitliche und hintere Muskeln des Halses ein.

Der sechste Halswirbel ist verbunden mit dem Kehlkopf und seinen umliegenden Geweben, dem Halsansatz und den Schultern, der Schilddrüse, dem Rachen und Gaumen, den Mandeln und Stimmbändern, mit der Zone, die vom Kopfwendermuskel durchquert wird, mit der Vorderseite der Arme und den oberen Bronchien.

Zuletzt der siebte Halswirbel: Sein Gebiet sind die rückwärtigen Nackenmuskeln, die Luftröhre, die Oberarme, der Deltamuskel und die Speiche (der auf der Daumenseite gelegene Unterarmknochen).

Schlechte Angewohnheiten und gute Ratschläge

Ohne daß wir uns dessen bewußt sind, können Angewohnheiten, die uns tagtäglich begleiten, die Urheber gewisser Arten von Kopfschmerzen und Beschwerden in der Halswirbelsäule sein.

Wie wir bereits in unserem Buch über Rückenschmerzen erwähnt haben, kann die Angewohnheit, einen zu prominenten Bauch ständig einzuziehen, Beschwerden in der Brust- und Lendenwirbelsäule verursachen. Wenn nämlich die Bauchmuskeln zu lange angespannt bleiben, werden die normalen Bewegungen dieser Muskeln und des Zwerchfells eingeschränkt. Das löst eine Kettenreaktion aus, die die Atmung und dadurch auch die atmungsbedingten Bewegungen der Rippen und der Wirbelsäule beeinträchtigt. Da ist es schon besser, man stellt die Ernährungsgewohnheiten um und reduziert den »Rettungsring«, oder, wenn das nicht gelingt, zeigt den Bauch lieber so, wie er ist, anstatt deshalb krank zu werden.

Das ständige Tragen von zu engen Jeans führt (wie unsere Leser des Rückenschmerzen-Buchs bereits wissen) häufig zu Kreuzschmerzen, geschwollenen Beinen, Minderung der sexuellen Fähigkeiten bei Männern, lästigen Reizzuständen und Entzündungen bei Frauen, aber auch zu Übelkeit, Schwindelgefühl und Kopfschmerzen. Meist sind es ja junge Menschen, die diese Art von Bekleidung tragen, und es ist schwer, ihnen klarzumachen, wie schädlich sie ist.

Doch kann man nicht früh genug darauf hinweisen, daß Krankheit kein Zustand ist, der uns wie ein Blitz aus heiterem Himmel trifft, sondern ein Prozeß, ein Sich-Ansammeln von körperlichem oder geistigem Fehlverhalten.

Falsche Bekleidung ist ähnlich wie falsche Ernährung Ursache für eine ganze Reihe von Beschwerden, die wir kaum diesen Umständen zuschreiben würden. Unser Körper besitzt einen eingebauten Thermostat, der die Körpertemperatur den Umständen entsprechend anpaßt. Bei zu großer Hitze schwitzt man, das heißt die Evaporation des auf der Haut lagernden Schweißes sorgt sofort für Abkühlung des Körpers. Ist es zu kalt, erwärmt sich der Körper, indem er durch schnelle und wiederholte Muskelkontraktionen, etwa bei Gänsehaut und Zähneklappern, Wärme erzeugt. Unser Organismus regelt sich selbst, und deshalb ist zu warme Bekleidung ebenso schädlich wie zu kühle.

So kann zum Beispiel das ständige Tragen von Rollkragenpullovern (besonders in geschlossenen Räumen), über den Männer häufig noch Jacken anziehen, zu einer Überhitzung vor allem im Hals-/Nackenbereich und zu daraus resultierenden Kopfschmerzen führen. Sie sollten Ihre Kleidung stets so wählen, daß sie sich der jeweiligen Temperatur, in der Sie sich aufhalten, anpassen läßt.

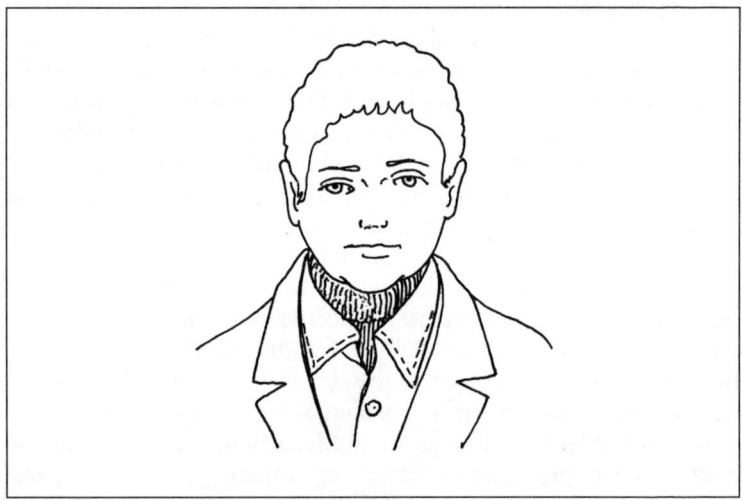

Frauen sollten möglichst auf zu enge Slips, Bodys und BHs verzichten, die die Blutzirkulation beeinträchtigen. Büstenhalter, die um die Rippen spannen, schnüren den Brustkorb ein und behindern auf diese Weise die Atmung, die nicht nur lebenswichtig, son-

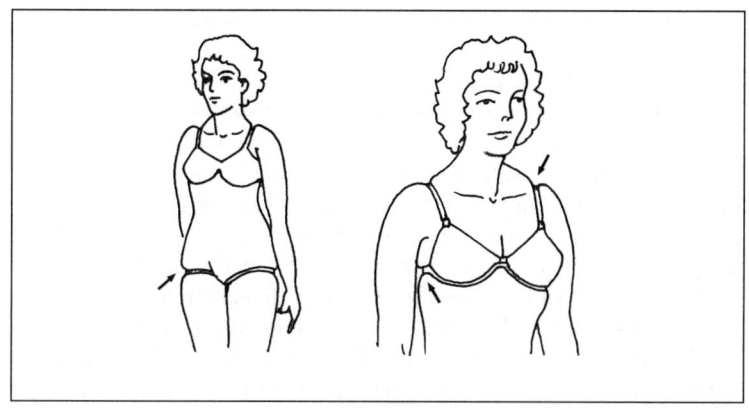

dern auch sehr ausschlaggebend für unsere Gesundheit ist. Träger, die tiefe Einschnitte in der Haut hinterlassen, sind sowohl für die Schultern selbst als auch für die Halswirbelsäule schädlich. Auch daraus kann Kopfweh resultieren.

Zu meiden sind vor allem, besonders aber wenn man zu Kopfschmerzen neigt, folgende Kleidungsstücke: enge Gürtel, die die Atmung behindern, hohe Absätze, die, über einen längeren Zeitraum getragen, bleibende Schäden an der Wirbelsäule verursachen, enge Hüte und vor allem Pelzkappen in geschlossenen Räumen, etwa in Kaufhäusern und Läden. Der Kopf erwärmt sich zu stark, und dann reicht meist schon ein kalter Windstoß im Freien, um heftige Kopfschmerzen hervorzurufen.

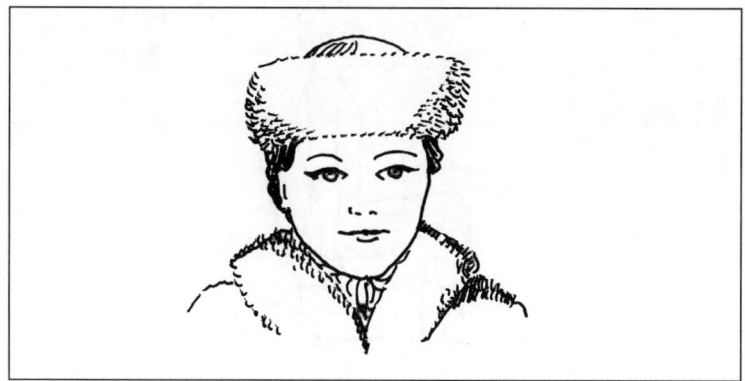

Wenn Sie ständig nur Kleidung aus synthetischen Stoffen tragen, hindern Sie die Haut an ihrer normalen Transpiration. Die Haut, dieses lebensnotwendige Organ, ist für sehr viele Funktionen zuständig, darunter für die Absonderung von Giften, Salzen und Schweiß. Sie ist nicht nur des Menschen größtes Ausscheidungsorgan (womit sie die Nierentätigkeit unterstützt), sondern auch ein Atmungsorgan. Die Atmung durch die Poren ist zwar nur sehr geringfügig, aber deshalb nicht weniger wichtig. Denken Sie nur daran, wenn bei Verbrennungen über zwei Drittel der Haut auch nur oberflächlich beschädigt sind, schwebt man in Lebensgefahr. Deshalb sollten Sie darauf achten, sowenig wie möglich synthetische Stoffe zu tragen. Auch das zu häufige Tragen von Tennis- oder Gummischuhen, möglichst noch mit Socken aus Polyamid oder ähnlichem Material, ist eine schlechte Angewohnheit. Nicht nur können die Füße nicht atmen, sie schwitzen auch zu stark und können die über den Tag hinweg angestaute bioelektromagnetische Ladung nicht »erden«.

Auch eine schlechte Körperhaltung, gekoppelt mit einer mangelhaften Atmungsweise, ist häufig Ursache von Kopfschmerzen. Vermeiden Sie zu niedrige Sitzmöbel, wie Sessel oder Sofas, bei denen die Knie höher als das Becken sind und somit die Atmung behindern (Abb. a).

Gerade die Atmung ist so wichtig, wie Sie noch im Kapitel auf Seite 53 erfahren werden; denn wenn man zu oberflächlich, ruckartig und nicht im fließenden Rhythmus atmet, darf man sich nicht über Kopfschmerzen und andere Beschwerden wundern.

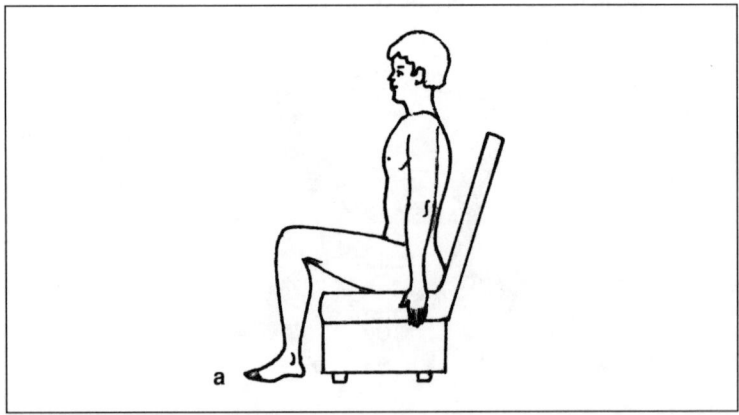

Apropos Haltung: Gehören Sie auch zu den Menschen, die das Telefon zwischen Kopf und Schulter einklemmen, anstatt es mit der Hand zu halten? Schauen Sie sich in den Abbildungen an, was die Folge sein kann, wenn Sie das oft oder ständig tun.

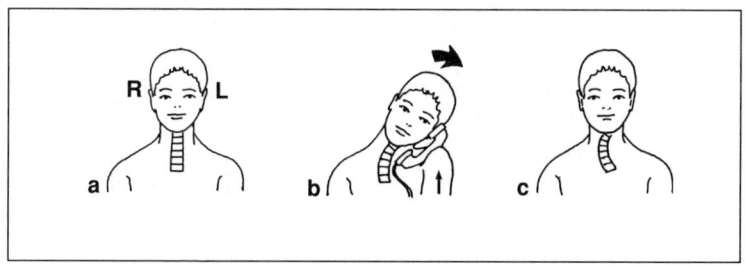

In Abbildung a sehen wir die Person in normaler, guter Haltung. In Abbildung b ist der Kopf auf die Seite geknickt und die Schulter angehoben, um den Telefonhörer zu halten. Die Person in Abbildung c hat diese Angewohnheit über Jahre hinweg fortgesetzt und sich eine Skoliose der Halswirbelsäule eingehandelt. Das ist der Extremfall, aber häufig treten zuvor andere Beschwerden auf, wie Kopf- und Schulterschmerzen, steifer Hals oder Schmerzen im Arm.

Benutzen Sie deshalb die Hand, um den Hörer zu halten, und wechseln Sie den Hörer öfter von einer Seite auf die andere. Oder, wenn Sie Ihre Angewohnheit, das Telefon einzuklemmen, nicht einstellen können, schützen Sie zumindest Ihre Halswirbelsäule dadurch, daß Sie das Telefon einen Tag auf die linke und den nächsten Tag auf die rechte Seite Ihres Schreibtisches stellen. So können Sie Muskelverspannungen und damit verbundene Beschwerden vorbeugen.

Die Körperhaltung am Arbeitsplatz ist ausschlaggebend für unseren Gesundheitszustand, schließlich verbringen die meisten von uns dort täglich mindestens acht Stunden. Vor allem ist es wichtig, daß Sie die richtigen Büromöbel haben, wenn Sie den ganzen Tag an der Schreibmaschine oder am Computer sitzen. Richtige Büromöbel sind solche, bei denen Höhe und Stabilität von Schreibtisch und Stuhl individuell auf Sie abgestimmt sind. Dadurch ermüden Sie nicht so leicht und werden nicht anfällig für Kopf- und Rückenschmerzen. Die nachfolgenden Abbildungen stellen bildhaft dar, was gemeint ist.

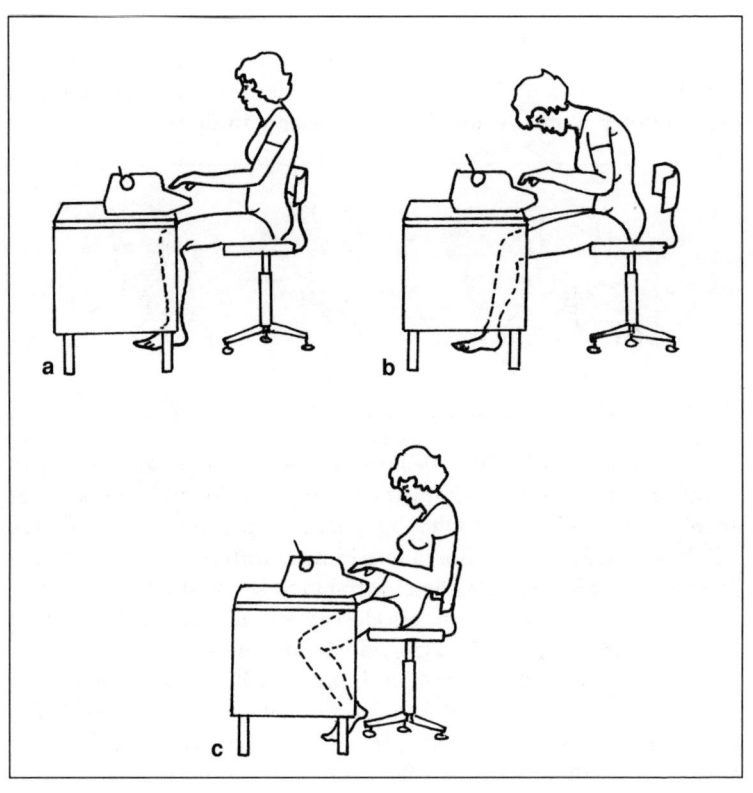

Abbildung a zeigt den Idealzustand. Die Wirbelsäule ist gerade, die Oberschenkel stehen parallel zum Boden. Der Schreibtisch ist auf die Person abgestimmt, denn die Finger erreichen bequem die Tastatur, ohne daß dabei die Arme gehoben oder gesenkt werden müssen und somit die Hände und Arme vollkommen entspannt arbeiten können. Die Haltung in Abbildung b ist offensichtlich falsch, aber leider stellt sie die Normalhaltung der meisten Menschen, die am Schreibtisch arbeiten, dar. Der Rücken ist gekrümmt, Kopf und Hals sind nach vorne gebeugt, die Schenkel sind nicht weit genug durch die Sitzfläche gestützt. Für den Körper bedeutet das Streß, für den Geist unbewußt auch. Das Ergebnis ist nach zehn oder zwanzig Jahren möglicherweise Krankheit. Die Belastung für Hals- und Lendenwirbelsäule sowie für das Becken in Abbildung c ist sehr groß; nichts ist mehr im Lot. Um diese Stellung überhaupt halten zu können, müssen Muskelgruppen arbeiten, die eigentlich bei der Arbeit am Schreibtisch entspannt sein sollten. Sie vergeuden auf diese Art unbewußt Energien, die Sie wesentlich gewinnbringender auf Ihre Arbeit konzentrieren könnten. Auch das *ständige* Sitzen hat seine Tücken und ist oft der Auslöser von Beschwerden im Bewegungsapparat und von Kopfschmerzen. Das wollen wir an den nachfolgenden Beispielen näher erläutern.

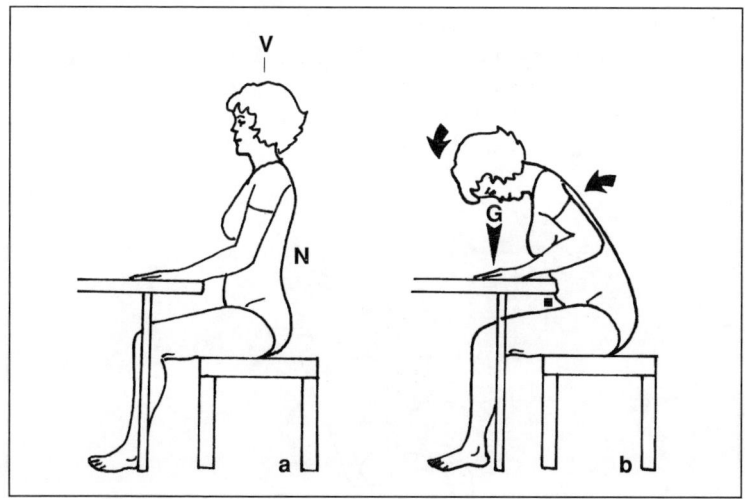

In Abbildung a sehen wir wieder unseren Idealfall. Hier ist physisches Gleichgewicht vorhanden, denn die Wirbelsäule ist so, wie sie sich die Natur eigentlich gedacht hat: aufrecht. Dadurch sind auch die Muskeln ausgeglichen und entspannt. Nach mehreren Stunden Arbeit (oder leider fast immer), sehen dann die meisten Menschen so aus, wie wir es in Abbildung b sehen: zusammengesackt und nach vorne gebeugt. Der eingeengte Brustraum behindert die Atmung, die Muskulatur muß ständig gegen die Schwerkraft ankämpfen und gerät so aus dem Gleichgewicht. Durch die Überbeanspruchung der hinteren Skelettmuskeln bilden sich mit den Jahren Hyperlordosen im Hals- und Lendenwirbelbereich. Wie wir im vorhergehenden Kapitel über die Vertemeres gesehen haben, schlägt sich das auf den gesamten Organismus nieder.

Schaffen Sie Abhilfe, indem Sie wenigstens einmal in der Stunde aufstehen und ein paar Schritte gehen. Wenn das Ihre Arbeit nicht erlaubt, stehen Sie zumindest auf und strecken sich in alle Richtungen. Machen Sie sich das zur Angewohnheit, und Sie werden bald sehen, daß Sie abends nicht mehr so müde und abgeschlafft nach Hause kommen.

Auch wenn wir uns zu Hause entspannen und vielleicht im Sitzen lesen, sollten wir uns eine Sitzgelegenheit suchen, die uns auf die Dauer nicht schadet. Weiche Sessel und Sofas mit ihren schrägen Rückenlehnen, die auf den ersten Blick bequem erscheinen, sind bei näherer Betrachtung gar nicht so harmlos. Die Abbildung beweist das: Um im Buch lesen zu können, muß die Frau, die sich komfortabel nach hinten lehnt, Kopf und Hals nach vorne beugen, wodurch die Nacken- und Halsmuskeln besonders angestrengt werden.

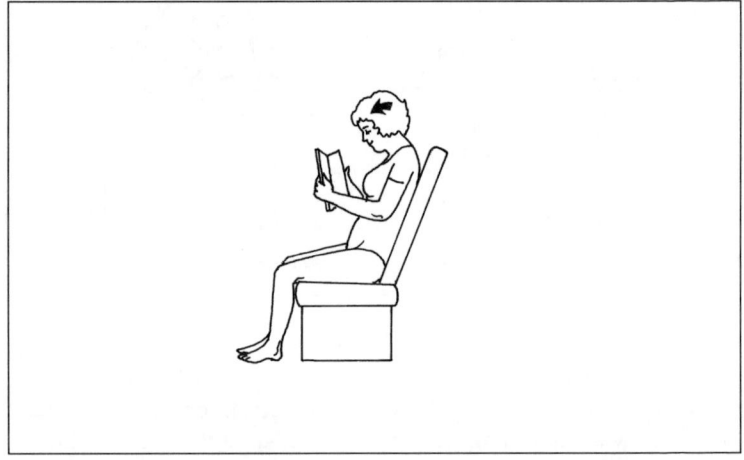

Am besten und Körper und Geist am zuträglichsten ist jede Stellung, in der die Wirbelsäule gerade ist, der Kopf über ihr in der Mitte auf den Schultern sitzt, die Muskulatur entspannt und im Gleichgewicht ist. Das Erlernen der Zilgrei-Methode hat erfahrungsgemäß bei den meisten Menschen die erfreuliche Nebenwirkung, sie körperbewußter zu machen, sich und die eigenen Gewohnheiten aufmerksamer zu betrachten, bereit zu werden, eingefahrene Haltungsfehler und schlechte Angewohnheiten zu korrigieren.

Wenn Sie schon dabei sind, sich in diesem Sinne etwas Gutes zu tun, achten Sie auch darauf, daß Sie nicht zu lange fernsehen; nie mehr als drei Stunden hintereinander am Computer arbeiten; nicht stundenlang kleingedruckte Texte lesen, schon gar nicht mit eingeknicktem Hals im Bett; nicht bei schlechtem Licht schreiben oder lesen; Ihre Brille erneuern lassen, weil Sie längst eine neue brauchen (auch wenn Sie meinen, die alte ginge noch). Weigern Sie sich in Zukunft, sich in Räumen aufzuhalten, in denen die Luft verbraucht oder verraucht ist; in überlaufenen, überheizten Läden einzukaufen; ohrenbetäubende Musik zu hören; länger als eine halbe Stunde in der prallen Sonne zu braten. Alle diese Verhaltensweisen sind potentielle Kopfschmerzerzeuger, aber wenn man sie kennt, kann man sich wenigstens vor ihnen schützen.

Denken Sie immer daran, es liegt an Ihnen, Ihre Gesundheit zu fördern und zu schützen.

Die
Zilgrei-Methode

Die Zilgrei-Methode hat eine sehr spezifische und feste Grundlage, auf der sie aufgebaut ist und die erläutert und verstanden werden muß, bevor man die Selbstbehandlungen durchführen kann. Deshalb finden Sie in diesem wie auch in unseren anderen Büchern die folgenden Kapitel über Atmung, Bewegungsebenen, Anwendungshäufigkeit und Grundregeln wortgetreu wiederholt. Sie sind sozusagen die Grundpfeiler der Methode.

Das Kunstwort Zilgrei setzt sich aus den Anfangsbuchstaben unserer beider Nachnamen zusammen:
Zillo und Greissing: Zil + Grei = Zilgrei.

Es handelt sich dabei um eine vollkommen natürliche Selbstheilungsmethode, die sehr leicht zu erlernen und anzuwenden ist. Jeder Mensch jeden Alters kann sie praktisch uneingeschränkt zur Vorbeugung, Linderung und Beseitigung von Beschwerden, die allgemein der Arthrose, Arthritis, dem sogenannten »rheumatischen Formenkreis«, Streß und einer ganzen Reihe von anderen Ursachen zugeschrieben werden, anwenden. Zilgrei ist ungefährlich, wirtschaftlich, einfach und äußerst wirksam.

In ihrer Gesamtheit umfaßt die Zilgrei-Methode Selbstbehandlungen, die auf einer breiten Skala von natürlichen Vorgängen, Techniken und Phänomenen aufgebaut sind und dazu dienen, in der Weise auf den Organismus einzuwirken, daß er sich im Falle von Fehlfunktionen normalisiert bzw. seine normale Tätigkeit beibehält, wenn keine Störung vorliegt. Jahrelange Beobachtung und klinische Untersuchungen geben Anlaß zu der Annahme, daß die natürlichen Mechanismen der Zilgrei-Methode die biokybernetischen Kräfte des Körpers anregen. *Bios* heißt im Griechischen »Leben« und *kybernētēs*, ebenfalls aus dem Griechischen, bedeutet »Steuermann«. Im modernen Sprachgebrauch bezeichnet der Ausdruck Kybernetik den Vorgang der Aufnahme, Verarbeitung und Übertragung von Informationen der verschiedensten Art. Im Fall der Biokybernetik sind dies die noch weitgehend unbekannten natürlichen Kräfte, die die organischen und psychischen Vorgänge in unserem Körper steuern. Es handelt sich also um jene angeborene Intelligenz oder Fähigkeit, die jeder einzelnen der Abermillionen Zellen in unserem Körper mitteilt, was sie zu tun hat, um den Lebensprozeß zu erhalten, zu fördern und eventuell auftretende Fehlfunktionen zu beheben.

Jede Selbstbehandlung besteht aus zwei Grundelementen: 1. der dynamogenen Zilgrei-Atmung, koordiniert mit 2. gezielten Stellungen und Bewegungen des Körpers. Jedes dieser beiden Elemente ist von grundlegender Wichtigkeit, jedoch nur ihre Kombination, und zwar auf die Art und Weise, wie wir sie entwickelt haben, erzielt die Wirkung, die von vielen als erstaunlich, von manchen sogar als sensationell bezeichnet wird.

Seit Jahren kommen zu uns Patienten, deren Ärzte sie mit den verschiedensten Diagnosen in unsere Praxis geschickt haben. Zilgrei hat in diesem Zusammenhang einen erstaunlich breiten Anwendungsbereich bewiesen. Gute Wirkung wurde bei folgenden Erkrankungen erzielt: Arthrose der Wirbelsäule, der Kiefer- und Hüftgelenke; Trigeminusneuralgie, Zervikobrachialsyndrom; Epikondylitis, Hinterhauptneuralgie, Periarthritis, Sehnenscheidenentzündung, Schleimbeutelentzündung, Muskelschmerzen, Hexenschuß, Ischias, Kopfschmerzen sowie nervöse Spannung, Verstopfung, Menstruationsbeschwerden.

Das heißt aber noch lange nicht, daß Zilgrei ein Allheilmittel ist, und schon gar nicht, daß es Wunder wirken kann! Nur das, was die Selbstheilungskräfte des Körpers vollbringen können, ist mit Zilgrei möglich: manchmal nur die Linderung von Schmerzen, meist aber die gänzliche Beseitigung von deren Ursachen; häufig die Wiederherstellung der normalen Beweglichkeit eines Gelenks. Kurz, Zilgrei schafft Ausgleich und bewirkt Normalisierung des Organismus, aber nur soweit, wie es die körpereigenen Selbstheilungskräfte möglich machen. Zilgrei regt diese Kräfte an und bringt sie zu ihrer optimalen Entfaltung.

Was ist an Zilgrei so anders?

Immer wieder wird uns diese Frage gestellt, und wir wollen Ihnen erklären, was an Zilgrei anders, ja eigentlich einmalig ist. Wie bereits erwähnt, sind die Grundelemente der Zilgrei-Methode Atmung einerseits und Körperstellung bzw. Bewegung andererseits. Diese hat uns die Natur zur Verfügung gestellt, und seit Jahrtausenden bedient sich die Menschheit ihrer in der einen oder anderen Form. Originell bei Zilgrei ist ihre Koordinierung, ihre wirksame Verbindung mit anderen natürlichen, teilweise aus der Chiropraxis stammenden Grundkonzepten. Das Resultat dieser Verschmelzung sind nicht gymnastische Übungen, sondern ist eine klinisch nachgewiesene *Selbstbehandlungsmethode*.

Im Gegensatz zu scheinbar ähnlichen, aus dem Orient überlieferten Praktiken, erfordert Zilgrei nicht die Anlehnung an eine gewisse Philosophie oder Lebenseinstellung. Unserer Erfahrung nach stellt sich durch das Ausüben von Zilgrei automatisch ein erweitertes Bewußtsein der eigenen psychischen und physischen Fähigkeiten ein. Jedoch ist das ein erfreuliches Nebenprodukt der Methode und nur insoweit ihr Ziel, als es dem Prinzip der Gesamtheit des Menschen Rechnung trägt.

Hauptziel der Methode ist es, durch Entspannung und Ausgleich Normalisierung herbeizuführen, und nicht, wie zum Beispiel bei Gymnastik, Muskeln durch Kraftaufwendung zu stärken und zu entwickeln. Entsprechend ist Zilgrei weder ermüdend, noch kommt man dadurch ins Schwitzen; es erfordert keine besonderen Geräte und keine bestimmte Kleidung. Wenn Sie die Methode erst einmal gelernt haben, können Sie sie überall anwenden, egal ob zu Hause oder am Arbeitsplatz, in den Ferien, im Auto oder Flugzeug – sie ist immer auf Abruf bereit. Alles, was Sie dazu brauchen, sind ein paar Minuten, ein wenig Willenskraft und genügend Eigenliebe, um sich selbst etwas Gutes zu tun.

Zilgrei geht voll und ganz auf das Individuum ein, auf seine körperlichen Fähigkeiten und Grenzen, auf sein Alter und seinen Zustand, denn jeder einzelnen Selbstbehandlung geht ein kurzer, aber wichtiger Test voraus. Dieser gibt Aufschluß darüber, ob eine Zilgrei-Selbstbehandlung angezeigt, und wenn ja, wie sie anzuwenden ist. Im übrigen überschreiten die erforderlichen Stellungen und Bewegungen nie das, was anatomisch und physiologisch natürlich und normal ist. Gerade daraus ergibt sich die Einfachheit und Sanftheit der Methode.

Aber sie ist nicht nur sanft, sondern vor allem schmerzlos, weil sie nach dem Prinzip der Gegenposition bzw. Gegenbewegung arbeitet. Einfach gesagt heißt das, daß wir beispielsweise nicht versuchen, eine Blockierung zu überwinden, sondern sie aufzulösen, daß wir nicht in die schmerzauslösende Bewegungsrichtung arbeiten, sondern genau in die entgegengesetzte.

Im Gegensatz zu vielen anderen Therapien, die oft lange Zeit angewendet werden müssen, bevor Erfolge sichtbar werden, stellt sich die Wirkung bei Zilgrei fast unmittelbar ein, sei es in Form einer Schmerzlinderung oder der gesteigerten Bewegungsfähigkeit. Paradoxerweise macht dieses verblüffende Phänomen Leute oft skeptisch gegenüber der Zilgrei-Methode, anstatt sie von deren Wirksamkeit zu überzeugen. Sie weigern sich einfach zu glauben, daß eine so simple Methode in so kurzer Zeit so viel bewirken kann.

Einer der größten Pluspunke für Zilgrei ist sicherlich die Tatsache, daß die Selbstbehandlungen ungefährlich und ohne schädliche Nebenwirkungen sind. Sogar bei falscher Ausführung besteht kein Anlaß zu Befürchtungen; schlimmstenfalls bleibt die positive Wirkung aus. Zilgrei ist daher geradezu prädestiniert für Leute, die allergisch auf Medikamente reagieren oder auf lebensrettende Medikamente angewiesen sind (z.B. Insulin oder blutdrucksenkende Mittel) und deshalb nicht noch weitere Pharmazeutika gegen ihren Ischias oder ähnliches einnehmen möchten.

Aus den eben erwähnten Gründen ist Zilgrei auch ideal für werdende Mütter, die ja während der Schwangerschaft sehr häufig unter Rückenschmerzen leiden, aber Schmerzmittel vermeiden möchten. Aber nicht nur während der Schwangerschaft, sondern auch während der Geburt hat sich Zilgrei hervorragend bewährt. Frauen, die mit Zilgrei gebären, berichten einhellig über kurze, schmerzarme Geburten und ein allgemein befriedigenderes Geburtserlebnis. Ein Buch zum Thema *Zilgrei für Mutter und Kind* befindet sich bereits in Vorbereitung.

Nicht zuletzt ist Zilgrei kostensparend, denn wenn Sie es einmal gelernt haben, steht es Ihnen, wie bereits erwähnt, jederzeit und überall zur Verfügung. Keine teuren Behandlungen, keine Analysen, keine Medikamente, kein stundenlanges Warten in der Praxis.

Zudem erstatten bereits eine ganze Reihe von Krankenkassen ganz oder teilweise die Teilnahmegebühren an Zilgrei-Selbsthilfekursen. Die Deutsche Zilgrei-Gesellschaft e.V. gibt Ihnen diesbezüglich Auskunft.

Reaktionen

Die wohltuende Wirkung der Zilgrei-Methode erstreckt sich nicht nur auf den unmittelbar behandelten Körperteil, sondern auf den gesamten Organismus und seine Organe. Häufig funktionieren einige Organe wieder besser, der Körper wird insgesamt wieder leistungsfähiger und ausgeglichener. Allerdings geschieht dies stufenweise, und es ist absolut normal, daß anfänglich einige sogenannte Übergangsreaktionen auftreten.

Menschen, die nicht an die Bauchatmung mit den Atmungspausen gewöhnt sind, klagen manchmal über leichte Schmerzen im Brustraum. Andere berichten über allgemeine Empfindlichkeit verschiedener Muskelpartien. Das ist nichts anderes als ein leichter Muskelkater, weil Sie Muskeln auf möglicherweise für Sie ungewohnte Weise einsetzen. Nach ein paar Tagen spüren Sie nichts mehr. Andere Begleiterscheinungen können Blähungen, zunehmendes, eventuell stark riechendes Schwitzen, vermehrter Harn- und Stuhldrang, leichtes Schwindelgefühl und in manchen Fällen Anregung der Libido sein. Wenn bei Ihnen eines oder mehrere dieser Symptome auftreten, freuen Sie sich, Zilgrei wirkt, Ihr Organismus ist auf dem besten Weg, sich zu normalisieren.

Andere Reaktionen können hingegen auftreten, wenn Sie die Selbstbehandlung falsch ausführen, zum Beispiel wenn Sie die Zilgrei-Atmung falsch mit den Bewegungen koordinieren oder überhaupt falsch atmen. Dann kann es vorkommen, daß Sie leicht schwindlig werden oder Ihr Herz rascher schlägt. Wenn Sie Zilgrei mit vollem Magen angewendet haben, was Sie auf jeden Fall vermeiden sollten, kann sich leicht ein Druck in der Magengegend oder Übelkeit einstellen. Halten Sie sich also genau an die Vorschriften, dann kann nichts passieren.

Wenn Sie feststellen, daß eine oder mehrere Reaktionen über einen längeren Zeitraum (drei bis vier Tage), nachdem Sie mit der Zilgrei-Behandlung begonnen haben, anhalten, suchen Sie eine in

Zilgrei ausgebildete Person auf. Sie wird Ihre Ausführungsweise der Selbstbehandlungen überprüfen, um festzustellen, ob sich dabei Fehler eingeschlichen haben. Wenn Sie dennoch Zweifel haben, gehen Sie zu Ihrem Arzt.

Sollten Sie starke Schmerzen bei der Anwendung einer Selbstbehandlung verspüren, brechen Sie sie ab. Sie ist nicht für Ihren speziellen Fall geeignet; wählen Sie eine andere aus dem Buch, die Ihnen keine Beschwerden bereitet. Vor allem merken Sie sich: Eine Zilgrei-Selbstbehandlung **darf keine Schmerzen verursachen**.

Wenn Sie keine der hier aufgeführten Reaktionen verspüren, heißt das keinesfalls, daß die Therapie bei Ihnen nicht anspricht. Höchstwahrscheinlich fehlt Ihrem Körper außer der Beschwerde, für die Sie Zilgrei anwenden möchten, nichts. Es kann auch sein, daß die Reaktionen dermaßen leicht sind, daß Sie sie nicht bemerken.

Kontraindikationen

Zilgrei ist nur in sehr wenigen Fällen kontraindiziert, vor allem weil die Selbstbehandlungen durchweg auf ganz natürlichen, anatomisch und physiologisch normalen Prinzipien aufgebaut sind. Als Faustregel gilt, daß Zilgrei nicht von Personen angewendet werden soll, die dermaßen gebrechlich sind, daß eine normale Körperbewegung gefährlich wäre. Wenn Sie diesbezügliche Zweifel haben, konsultieren Sie am besten Ihren Arzt und zeigen Sie ihm dieses Buch.

Die Zilgrei-Grundkonzepte

Nun sind wir soweit, daß wir in den praktischen Teil der Therapie einsteigen können. Dazu ist es aber notwendig, daß wir Ihnen vorab einige Grundkonzepte erläutern, die den Selbstbehandlungen in diesem Buch zugrunde liegen. Die folgenden Erklärungen sind für das Verständnis und das Erlernen der Selbstbehandlungen ausschlaggebend; deshalb sollten Sie ihnen Ihre volle Aufmerksamkeit schenken. Zwar haben wir versucht, diese Grundkonzepte so darzustellen, wie sie tatsächlich sind: klar und einfach, doch haben Worte oft die unangenehme Eigenschaft, die einfachsten

Dinge kompliziert erscheinen zu lassen. Wir schlagen deshalb vor, daß Sie beim Lesen die Bewegungen und Positionen und die beschriebenen Situationen nachvollziehen. Das wird Ihre Zweifel an der Einfachheit von Zilgrei ausräumen.

Als erstes müssen Sie lernen, sich gezielt zu bewegen. Dazu verhilft Ihnen das folgende Kapitel über die Basisbewegungsebenen des Körpers. Das darauffolgende Kapitel über Selbstwahrnehmung und Körperbewußtsein soll Ihr Empfindungsvermögen schulen, damit Sie auch kleinste Unterschiede wahrzunehmen lernen. Schließlich sprechen wir über Atmung, vor allem über Zilgrei-Atmung, ohne die absolut nichts geht.

Natürlich würden Sie am liebsten gleich zu dem Teil des Buches übergehen, der die Selbstbehandlungen enthält. Aber Sie tun sich damit keinen Gefallen und der Methode unrecht, denn ohne das tiefere Verständnis der Zusammenhänge werden Sie nicht in der Lage sein, die Selbstbehandlungen *korrekt* anzuwenden. Also haben Sie noch etwas Geduld und lesen Sie die nächsten Seiten aufmerksam durch. Ihre Rückenschmerzen bestehen sicher auch schon seit Jahren, da können Sie ruhig noch eine halbe Stunde zugeben. Woher wir das wissen? Sehr einfach, die Tausende von Patienten, die in den letzten zehn Jahren in Dr. Greissings Praxis um Hilfe nachsuchten, begannen ihre Leidensgeschichte meist mit: »Herr Doktor, glauben Sie mir, ich habe schon alles versucht ...«

Die Basisbewegungsebenen des Körpers

Der menschliche Körper ist nicht nur eines der wunderbarsten und komplexesten Gebilde, er besitzt auch eine höchst verblüffende Beweglichkeit.

Das haben wir den vielen Gelenken zu verdanken, die Bewegung in den verschiedensten Richtungen und auf verschiedenen Ebenen erlauben.

Für die Zilgrei-Selbstuntersuchungen und -behandlungen werden nur die drei Basisbewegungsebenen verwendet, die Sie in den folgenden Zeichnungen erklärt sehen.

Mit anderen Worten, der jeweils zu behandelnde Körperteil wird nur auf einer der drei Basisbewegungsebenen bewegt oder positioniert.

Das ist einer der zahlreichen Gründe, warum Zilgrei einfach, leicht erlern- und anwendbar ist.

Die Sagittalebene des Körpers

Die mediale Sagittalebene trennt den Körper gewissermaßen in eine linke und eine rechte Hälfte (siehe Seite 46, Abb. a).

Die Bewegungen auf der Sagittalebene bezeichnen wir als Beugen (nach vorn) und Strecken (nach hinten) bei Kopf und Rumpf, Senken und Heben der Gliedmaßen und Kippen des Beckens, des Kreuzbeins, der Hüftknochen und der Wirbel. Abbildung a1 zeigt die Bewegung des Kopfes auf der Sagittalebene, die einem bejahenden Nicken gleichkommt.

45

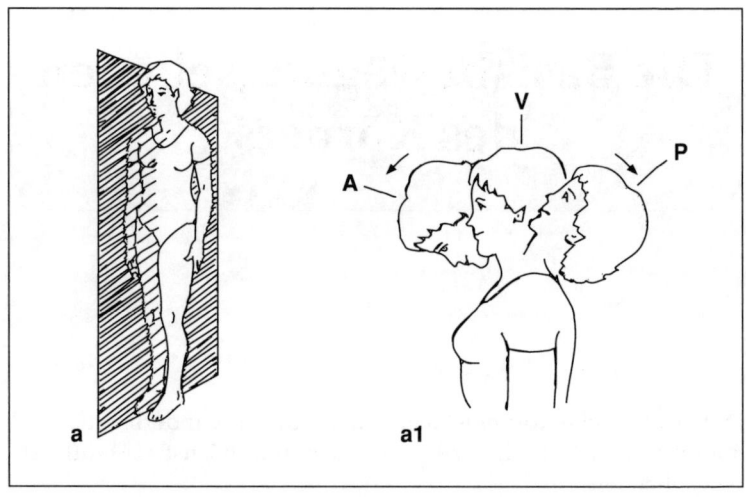

a   a1

Die Horizontalebene des Körpers

Die mediale Horizontalebene trennt den Körper in die untere und obere Hälfte (Abb. b).

Die Bewegung auf der Horizontalebene bezeichnen wir als Drehen oder Rotation. Sie sieht als Kopfbewegung so aus, als würden Sie etwas verneinen (Abb. b1).

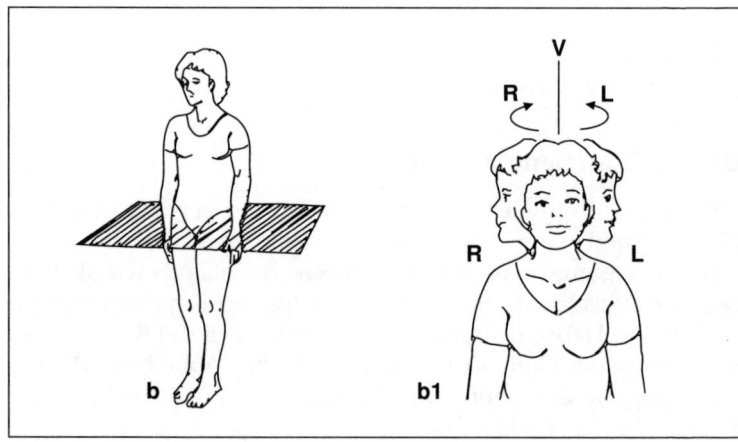

b   b1

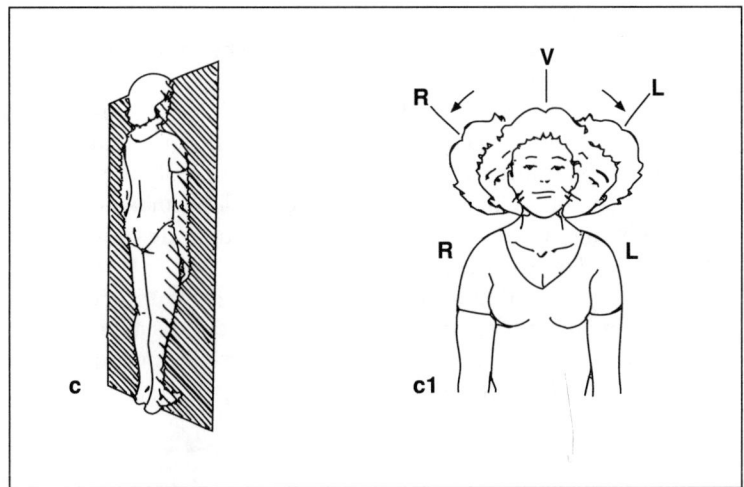

Die Frontalebene des Körpers

Die mediale Frontalebene trennt den Körper (Seitenansicht) in eine vordere und hintere Hälfte (Abb. c).

Die Bewegung auf der Frontalebene nennen wir Neigen. Sie sieht als Kopfbewegung so aus, als würden Sie andeuten wollen, daß Sie einer Sache nicht ganz sicher sind oder sie bezweifeln (Abb. c1).

Bevor Sie die Zilgrei-Selbstbehandlungen anwenden, müssen Sie lernen, Kopf, Rumpf und Gliedmaßen richtig auf jeder dieser Ebenen zu bewegen. Häufig liegt die ausbleibende positive Wirkung der Zilgrei-Selbstbehandlung daran, daß man nicht die richtige Bewegungsebene des Körpers benutzt oder die Bewegung auf dieser Ebene »unsauber« ist, das heißt, es werden eine oder beide der anderen Bewegungsebenen miteinbezogen. Erfordert also eine Selbstbehandlung die Bewegung oder Stellung auf einer dieser drei Basisbewegungsebenen — Sagittal-, Horizontal- oder Frontalebene –, darf diese Bewegung nur auf der erforderlichen Ebene stattfinden und nicht auch gleichzeitig auf einer anderen. Die beiden wichtigsten Gründe dafür sind zum einen, daß man vermeiden will, jene Muskeln zu beanspruchen oder anzuspannen, die man ja eigentlich durch die Selbstbehandlung normalisieren und

47

entspannen will, und zum zweiten, daß man jene Muskeln aus dem Spiel läßt, die bei einer bestimmten Selbstbehandlung nicht zum Einsatz gelangen sollen.

Schreibt eine Selbstbehandlung zum Beispiel ein Beugen und Strecken des Kopfes nach vorn und hinten auf der Sagittalebene vor (Selbstbehandlung ROTKEHLCHEN, Seite 163), muß man sorgfältig darauf achten, daß man der Bewegung nicht unbemerkt eine kleine Drehung auf der Horizontalebene beifügt oder eine leichte Neigung auf der Frontalebene.

Das Bewegen auf den drei Basisbewegungsebenen ist recht einfach, mit ein wenig Übung beherrschen Sie es bald. Am besten lernen Sie es zu zweit: einer beobachtet und korrigiert, während der andere die verschiedenen Bewegungen ausführt.

Selbstwahrnehmung und Körperbewußtsein

Auf die Frage, welchen Unterschied jemand bei der Kopfdrehung nach links und rechts spürt, erhalten wir sehr oft die Antwort: »Keinen.« Manchmal mag es ja stimmen, daß tatsächlich kein Unterschied besteht; doch die meisten Leute sind unfähig, eine Differenz zu spüren, auch wenn sie durchaus vorhanden ist. Und dies deshalb, weil ihre Fähigkeit zur Selbstwahrnehmung eingeschränkt ist. »Wahrnehmen« heißt, mit Geist und Sinnen, also mit Augen, Ohren und den anderen Sinnesorganen, etwas aufnehmen. Sich in Selbstwahrnehmung zu üben, heißt auch, die eigene Sinnesfähigkeit zu entwickeln.

Damit Sie bei dem Zilgrei-Test, der jeder Selbstbehandlung vorausgeht, zu klaren Antworten gelangen und entsprechend dem Testergebnis die Selbstbehandlung korrekt ausführen können, empfehlen wir Ihnen, die Bewegungen und Positionen der Abbildungen in diesem Kapitel einmal nachzuvollziehen. Das wird zur Entwicklung Ihrer Fähigkeit der Selbstwahrnehmung und Ihres Körperbewußtseins beitragen. Letzteres definieren wir als präzise Wahrnehmung der Stellung des Körpers und der Körperteile, wie Kopf, Arme, Beine usw., mit geschlossenen Augen oder im Dun-

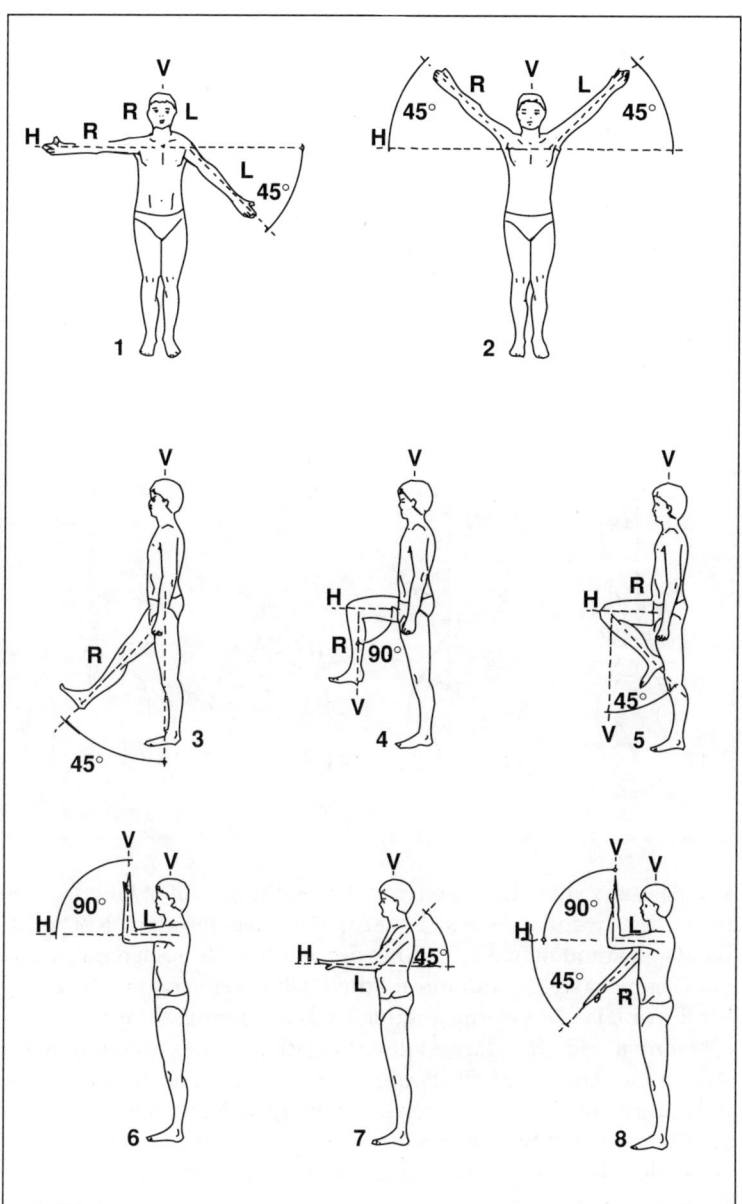

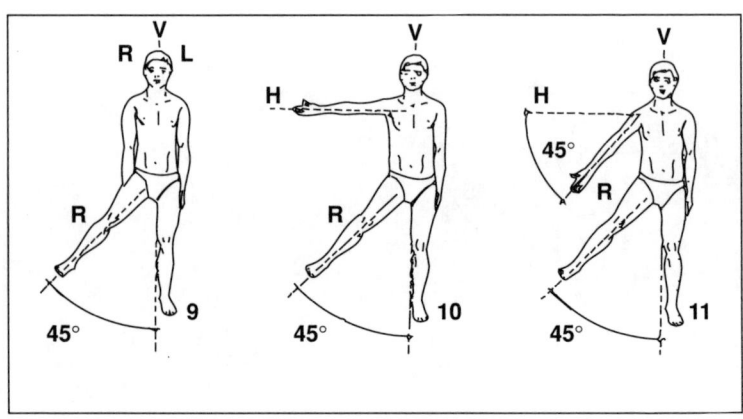

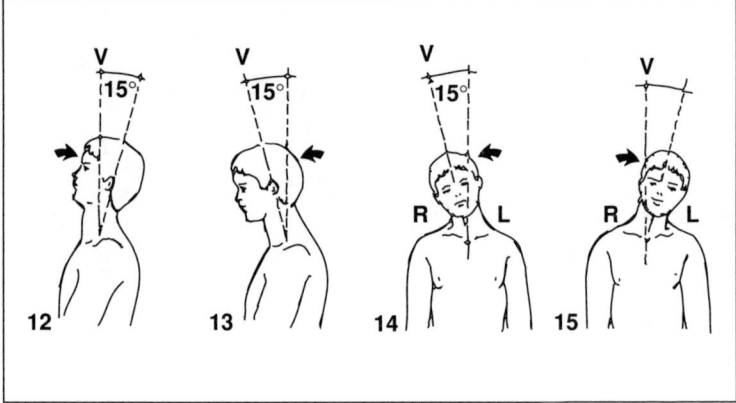

keln. Jeder kann ohne weiteres die Stellung seiner Gliedmaßen feststellen, wenn er sie sieht, aber bei ausgeprägtem Körperbewußtsein kennt man die Stellung der Körperteile auch dann, wenn man sie nicht sieht. Zudem sind diese Übungen ein gutes Training für die präzise Bewegung auf den Basisbewegungsebenen.

Nehmen Sie die dargestellten Positionen mit geschlossenen Augen ein. Um Ihre Selbstwahrnehmung zu schärfen, sollten Sie dabei Ihre Empfindungen benennen können. Vergleichen Sie, was Sie fühlen, wenn Sie einen Körperteil erst in die eine und dann in die andere Richtung bewegen. Spüren Sie das gleiche, oder ist die Bewegung in eine Richtung etwas mühsamer als die in die andere?

50

Um Ihr Körperbewußtsein zu verbessern, bringen Sie den entsprechenden Körperteil bei geschlossenen Augen in den gewählten Winkel. Dann schauen Sie, ob die Stellung diesem Winkel wirklich entspricht. Machen Sie ein Spiel daraus und testen Sie, wieviel Körperbewußtsein Ihre Familienmitglieder oder Ihre Freunde haben. Ein gutes Körperbewußtsein verhilft auch zu besserer Körperhaltung und zu entsprechend weniger Kopf- und Nackenschmerzen.

Üben Sie, indem Sie die abgebildeten Stellungen sowie die dazugehörenden Gegenpositionen einnehmen, das heißt, wenn nur der linke Arm oder das linke Bein gezeigt sind, wiederholen Sie die gleiche Stellung mit dem rechten Arm und dem rechten Bein.

Die
Atmung

Das Thema »Atmung« haben wir etwas ausführlicher in unserem Buch, *Neue Hoffnung: Zilgrei* behandelt. Hier wollen wir nur einige der wichtigsten Aspekte der Atmung erörtern, damit Sie verstehen, warum die Atmung als integrierter Bestandteil der Zilgrei-Selbstbehandlung so bedeutend ist.

Natürlich ist Atmung nicht nur bei der Ausübung der Zilgrei-Methode wichtig, sondern sie ist der lebenswichtigste Vorgang überhaupt. Überlegen Sie einmal, wie lange Sie durchhalten können, ohne zu trinken, zu essen und dann, ohne zu atmen. Letzteres doch nur minutenlang, während wir wochenlang ohne Nahrung auskommen und tagelang ohne zu trinken. Wir leben in der ständigen Begleitung des Atems, tun aber eigentlich recht wenig oder meist gar nichts, um daraus die größtmöglichen Vorteile für unsere Gesundheit zu ziehen.

Durch die Atmung verschafft sich der Organismus einerseits den lebenswichtigen Sauerstoff und scheidet andererseits Abfallstoffe wie das Kohlendioxid aus. Dieser ständige Gasaustausch findet in den Lungen statt, während sich der Körper des Blutes als Transportmittel bedient, das die Zellen mit frischem Sauerstoff versorgt und die Abfallstoffe abtransportiert.

Die ständige Luftbewegung bei der Ein- und Ausatmung entsteht durch den Wechsel von Erweiterung und Verengung des Brustkorbs, wobei die Weite des Brustraums durch die Stellung der Rippen und durch die Höhe des Zwerchfells bestimmt wird. Während der Einatmung nimmt das Volumen im Brustkorb zu, so daß sich die Lungen dehnen, um möglichst viel Luft aufnehmen zu können. Umgekehrt verengt sich der Brustraum während der Ausatmung, die Lungenflügel werden zusammengedrückt und gezwungen, die verbrauchte Luft wieder abzugeben. Die Atembewegungen des Brustkorbs erfolgen durch das Zusammenspiel verschiedener Muskeln, insbesondere der Zwischenrippenmuskeln und des Zwerchfells. Beim Einatmen werden die Rippen angehoben, gleichzeitig senkt sich die Zwerchfellkuppe durch Konktraktion des Zwerchfells. Ganz besondere Bedeutung kommt dem Zwerchfell zu, denn je weiter es in der Lage ist, nach unten zu sinken, desto mehr weiten sich die Lungen.

Während des Ausatmens geschieht genau das Umgekehrte: Die Zwischenrippenmuskeln entspannen sich, die Rippen senken sich, das Zwerchfell erschlafft, so daß die Zwerchfellkuppe nach oben steigt, und dank ihrer Elastizität nehmen die Brustkorbwände wieder ihre Ausgangsstellung ein.

Eine gute Atmung, das heißt eine Atmung, die für den optimalen Gasaustausch sorgt, erreicht man nur dann, wenn die Weite des Brustraums ausreichend ist.

Viele Faktoren, darunter Streß, Nervosität, unnatürliche und schlechte Körperhaltung am Arbeitsplatz und zu Hause sowie zuwenig Bewegung, tragen dazu bei, unsere Atmung zu beeinträchtigen. Bei schlechter Atmung leidet unser gesamter Organismus. Denken Sie daran, jedes Organ steht mit jedem anderen direkt oder indirekt in Verbindung, denn wir sind eine Einheit. Wenn also ein Teil schlecht funktioniert, macht sich das im ganzen Körper bemerkbar.

Als erstes müßten wir also, um gesund zu werden und zu bleiben, richtig atmen lernen. Auch dazu soll Ihnen dieses Buch verhelfen, denn ohne richtiges Atmen ist Zilgrei nicht denkbar.

Man kann auf unterschiedliche Weise atmen, je nachdem, in welchem körperlichen und geistigen Zustand man sich befindet, oder welche Tätigkeit man gerade ausübt. Die Atmung ist natürlich bei einem Dauerlauf ganz anders, als wenn man am Schreibtisch sitzt. Man kann oberflächlich atmen, wie zum Beispiel beim Hecheln, oder tief; man kann langsam und fließend atmen oder ruckartig; man kann mit der Brust oder dem Bauch, richtig oder falsch atmen. Falsch atmen bedeutet für uns, im normalen Tagesablauf unphysiologisch zu atmen; korrektes Atmen hingegen bedeutet die optimale Koordinierung der atmungsbedingten Bewegungsabläufe im

Körper. Um es einfach auszudrücken, die korrekte Atmung sollte folgendermaßen aussehen:

EINATMEN – Bauch raus – Brustkorb hebt sich – Zwerchfell senkt sich.
AUSATMEN – Bauch rein – Brustkorb senkt sich – Zwerchfell hebt sich.

Die folgenden Abbildungen zeigen in schematischer Darstellung die veränderte Lage des Zwerchfells während der Ein- und Ausatmung. Wie Sie sehen, ist das Zwerchfell eine dünne Muskelplatte, die Brust- und Bauchraum voneinander trennt.

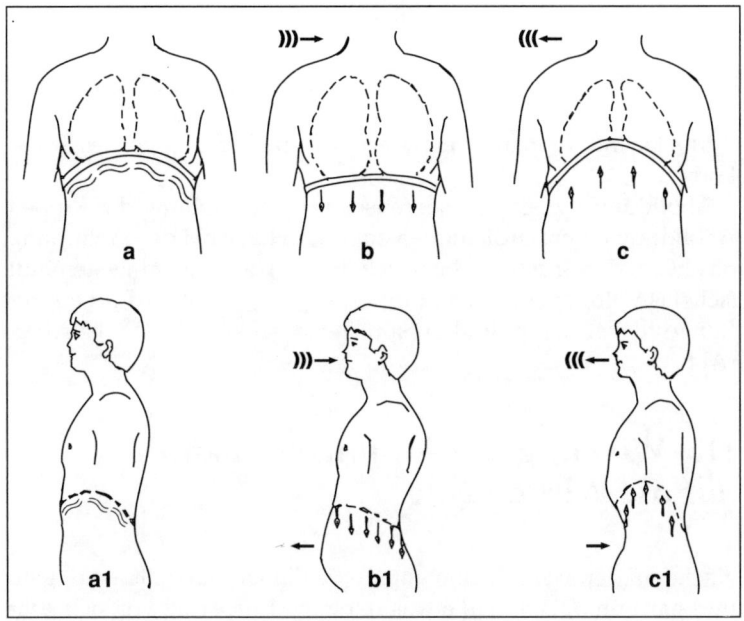

Die Abbildungen a und a1 zeigen die theoretisch normale Lage des Zwerchfells. Während der Einatmung sinkt es nach unten (Abb. b und b1), die Bauchdecke wölbt sich nach außen, die Lunge füllt sich mit Luft. Beim Ausatmen steigt das Zwerchfell wieder nach oben (Abb. c und c1), der Bauch wird eingezogen, die Lunge entleert sich.

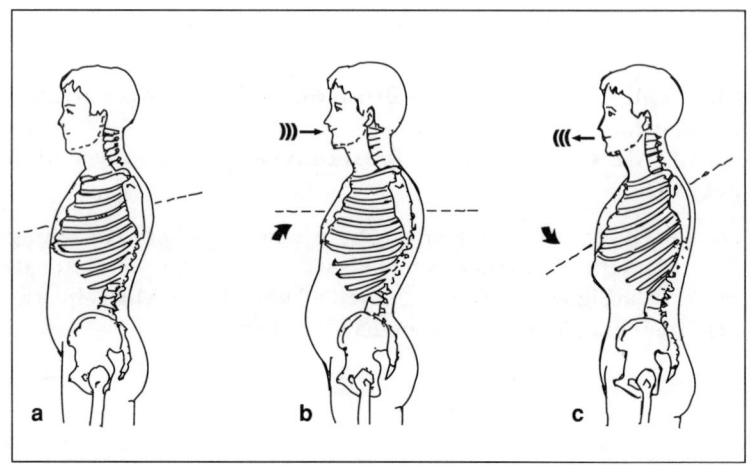

Mit jedem Atemzug verändert sich auch die Lage des Brust-korbs.
Abbildung a zeigt die theoretisch neutrale Stellung der Rippen. Abbildung b verdeutlicht die veränderte Lage bei der Einatmung, das heißt, der Brustkorb hebt sich. Beim Ausatmen hingegen muß sich das Volumen im Brustraum verringern, damit die Luft aus der Lunge fließen kann, und entsprechend senkt sich der Brustkorb (Abb. c).

Die Wirkung der Atmungsdynamik auf die Wirbelsäule

Nachdem der Mensch eine unteilbare Einheit darstellt, ist es ganz und gar unmöglich, daß etwas in einem Körperteil vor sich geht, ohne daß dabei der gesamte Organismus miteinbezogen ist. So ver-hält es sich insbesondere bei der Atmung. Nicht nur die Lunge, sondern der ganze Mensch atmet. Konzentrieren wir unsere Auf-merksamkeit nun auf die Wirbelsäule und betrachten wir, wie diese von der Atmung beeinflußt wird. Wir wissen, daß die Wir-belsäule dank der einzelnen, durch Gelenke miteinander verbun-denen Wirbel beweglich ist. Es ist also einleuchtend, daß wenn sich die Rippen, die ja mit der Brustwirbelsäule ebenfalls durch Gelenke verbunden sind, mit jedem Atemzug heben und senken, gleichzeitig eine unablässige, atmungsbedingte Bewegung in der Wirbelsäule stattfinden muß.

Mit jedem Atemzug macht die Wirbelsäule also eine ziehharmonikaähnliche Bewegung und verändert dabei leicht ihre physiologisch normalen Krümmungen. Das Ausmaß und die Art dieser Krümmungsveränderung ist stark abhängig davon, wie man atmet, ob mit Bauch oder Brust, ob durch Nase oder Mund, ob sanft und fließend oder forciert, ob viel oder wenig Luft aufnehmend, ob mit guter, aufrechter Körperhaltung oder mit schlechter, zusammengesackter, ob man krank oder gesund ist, ob man schlank oder schwergewichtig ist – die Liste der Qualifizierungen ließe sich fortsetzen. Die Geister streiten sich über das, was eigentlich passiert.

Unsere Erfahrungen und Beobachtungen deuten darauf hin, daß bei korrekter, nicht forcierter Atmung in aufrechter und entspannter Haltung die physiologisch normalen Krümmungen beim Einatmen leicht zunehmen und sich beim Ausatmen leicht strecken. Die Berücksichtigung dieses Ablaufs hat die Entwicklung der Zilgrei-Methode maßgeblich geprägt und ist in der Tat einer ihrer Grundpfeiler. Die Art, wie wir die Atmung mit Körperbewegung und -stellung koordinieren, und die erstaunliche Wirkung, die wir dadurch erzielen, scheinen der beste Beweis für unsere These zu sein.

Wohlgemerkt, diese Bewegungen sind so gering, daß wir nur von Mikrobewegungen sprechen können. Aber ausschlaggebend ist, daß sie überhaupt stattfinden, nicht nur, weil sie für die Beweglichkeit unserer Wirbelsäule und der mit ihr verbundenen Gelenke sorgen, sondern auch, weil man diesen Vorgang bewußt und gezielt potenzieren kann, um eine Heilwirkung zu erzielen. Das ist genau das, was wir mit den Zilgrei-Selbstbehandlungen, die wir in diesem Buch vorstellen, erreichen wollen. Sie beruhen allesamt auf dem Prinzip der Koordinierung der sogenannten ZILGREI dynamogenen Atmung mit den dazu passenden Körperbewegungen und -stellungen.

Die folgenden, stark übertriebenen Zeichnungen zeigen, was unseres Erachtens bei der Atmung, wie wir es vorher beschrieben haben, geschieht. Abbildung a zeigt die theoretisch neutrale Stellung der Wirbelsäule. In Abbildung b sehen wir sie bei der Einatmung; der Kopf kippt ganz leicht nach hinten, das Becken in entgegengesetzter Richtung nach vorn, die ganze Wirbelsäule erscheint kürzer. In Abbildung c wirkt die Wirbelsäule länger, der Kopf ist nun leicht nach vorn gekippt und das Becken nach hinten.

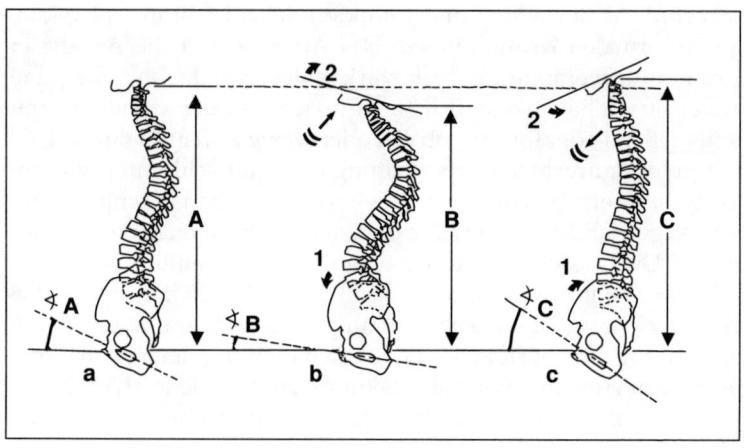

Die Zilgrei-Atmung

Die Zilgrei-Atmung bedient sich der korrekten Atmung, wie wir sie im vorhergehenden Kapitel beschrieben haben, das heißt der sogenannten Bauchatmung. Sie unterscheidet sich aber von der reinen Bauchatmung durch das bewußte Hinzufügen einer fünf Sekunden dauernden Atempause nach jedem Ein- und Ausatmen.

Das klingt komplizierter als es ist, mit ein wenig Übung und Konzentration haben Sie das rasch gelernt. Allerdings dürfen Sie die Bedeutung der korrekten Ausführung dieser Atmung nicht unterschätzen, denn ohne sie sind die Zilgrei-Selbstbehandlungen nicht denkbar.

Ein sogenannter Atmungszyklus bei der normalen wie bei der Zilgrei-Atmung besteht immer aus zwei Phasen: Phase 1: Einatmung, Phase 2: Ausatmung. Diese zwei Phasen werden in der Zilgrei-Atmung in insgesamt vier Stufen unterteilt:

1. Einatmung
2. Fünf-Sekunden-Pause mit angehaltener Luft
3. Ausatmung
4. Fünf-Sekunden-Pause mit entleerter Lunge
Sehen Sie hierzu die Abbildungen.

Die Fünf-Sekunden-Pause unmittelbar nach dem Ein- und Ausatmen hat verschiedene Funktionen, zum Beispiel verlängert sie die Ein- und Ausatmungsphase und verhindert so Schwindelgefühl, das manchmal bei anhaltender Tiefatmung auftreten kann. Außerdem fördert sie die entspannende Wirkung der Selbstbehandlungen.

Ausführung der Zilgrei-Atmung

Am besten legen Sie sich auf eine einigermaßen harte Liege oder auf den Teppichboden, möglichst ohne Kopfkissen (wenn Sie dadurch keine Schmerzen bekommen). Legen Sie die Arme locker neben den Körper, die Beine sind entspannt und leicht gespreizt. Atmen Sie wie gewohnt. Schließen Sie die Augen, und beobachten Sie ihre Atmung. Wenn Sie spüren, daß sie regelmaßig und entspannt ist, atmen Sie bewußt und vollständig, ohne zu forcieren, durch die halbgeöffneten Lippen aus.

Atmen Sie nun langsam durch die Nase ein, blähen Sie dabei den Bauch auf, und versuchen Sie, die Luft in den unteren Lungenbereich zu ziehen (Abb. a).

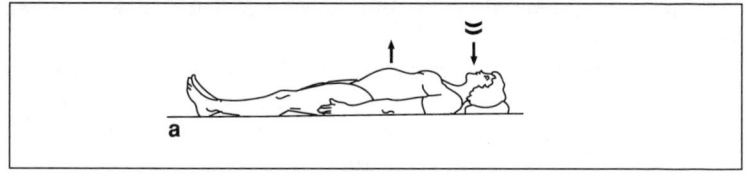

Atmen Sie weiter ein (ohne zu forcieren), lassen Sie die Luft nun auch den oberen Lungenbereich füllen, und halten Sie sie jetzt an, während Sie im Geist zählen: eine Sekunde, zwei Sekunden, drei Sekunden, vier Sekunden, fünf Sekunden (Abb. b).

Atmen sie nun langsam durch die halbgeöffneten Lippen aus, ziehen Sie dabei sanft den Bauch ein und spüren Sie, wie die Luft soweit wie möglich (ohne zu forcieren!) ausströmt (Abb. c), dann verharren Sie mit entleerter Lunge und eingezogenem Bauch und zählen: eine Sekunde, zwei Sekunden, drei Sekunden, vier Sekunden, fünf Sekunden (Abb. d).

Dieser gesamte Vorgang (Abb. a, b, c, d) ist ein kompletter Zilgrei-Atmungszyklus. Diesen Begriff werden Sie in allen Selbstbe-

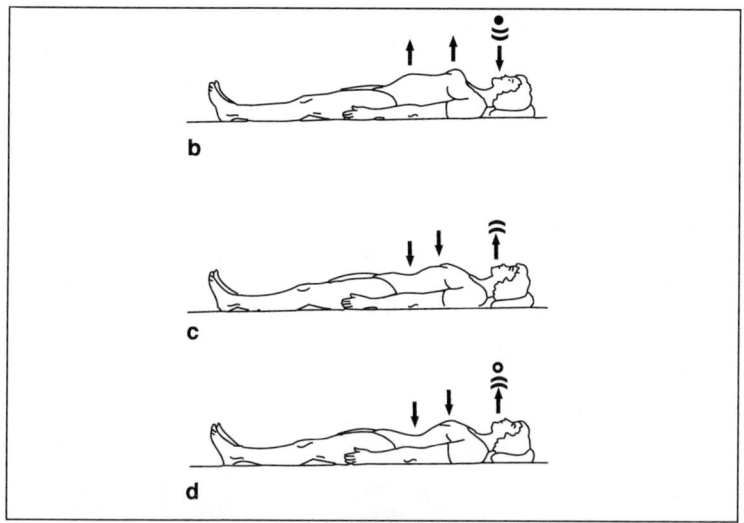

handlungen in diesem Buch antreffen, deshalb ist es wichtig, daß Sie genau wissen, was damit gemeint ist. Üben Sie die Zilgrei-Atmung im Liegen, bis Sie das Gefühl haben, daß Sie sie mühelos beherrschen. Dann üben Sie sie im Stehen und im Sitzen. Sie werden feststellen, daß das nicht genau dasselbe ist und Sie sich dabei noch etwas mehr konzentrieren müssen. Achten Sie darauf, daß Sie im Stehen und Sitzen zwar aufrecht, aber entspannt sind, da sonst die Bauchbewegungen nicht richtig zustande kommen. Prägen Sie sich folgendes ein: **Einatmen – Bauch raus – 5 Sekunden Pause / Ausatmen – Bauch rein – 5 Sekunden Pause.**

Hilfen zum Erlernen der Zilgrei-Atmung

Wenn Sie anfänglich Schwierigkeiten haben, die Bewegungen von Bauch und Zwerchfell mit den Phasen der Zilgrei-Atmung zu koordinieren, versuchen Sie es mit folgenden Übungen:

Gewöhnen Sie sich an die Aus- und Einwärtsbewegungen des Bauches; strecken Sie ihn heraus, und ziehen Sie ihn wieder ein. Wiederholen Sie das einige Male, ohne an die Atmung zu denken, und tun Sie das so lange, bis Sie es automatisch, ohne bewußte

Anstrengung beherrschen. Erst wenn Ihnen diese Bewegungen vollkommen vertraut sind und Sie sie schnell und langsam ausführen können, gehen Sie dazu über, sie mit den Phasen und Stufen der Zilgrei-Atmung zu koordinieren. Meist fällt es leichter, wenn man mit dem Ausatmen beginnt und dabei die Lunge erst einmal richtig entleert.

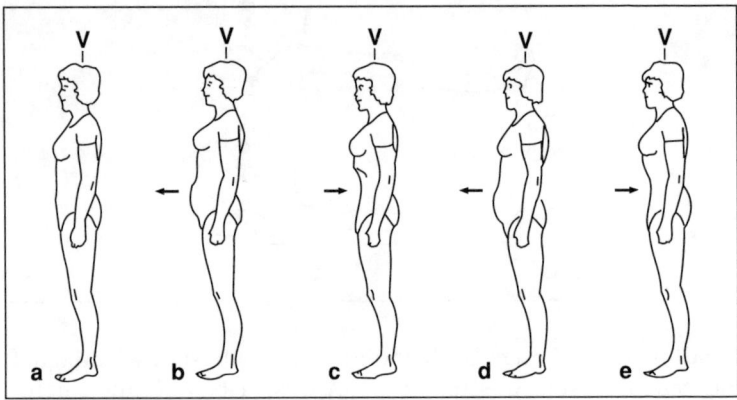

Manchmal hilft es, die Hand zu Hilfe zu nehmen, indem man beim Ausatmen den Bauch hineindrückt und beim Einatmen den Druck nachläßt.

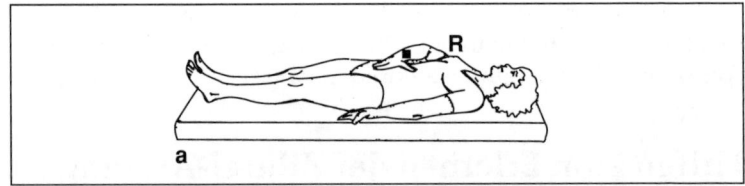

Wenn Sie die Zilgrei-Atmung in Rückenlage lernen, legen Sie ein Buch auf den Bauch und ein Kissen unter den Nacken, damit Sie sehen können, wie Sie atmen. Wenn sich das Buch beim Einatmen hebt und beim Ausatmen senkt, machen Sie alles richtig! Wenn es umgekehrt ist, das Buch sich also beim Einatmen senkt und beim Ausatmen hebt, atmen Sie mit der Brust anstatt dem Bauch – und das ist falsch!

62

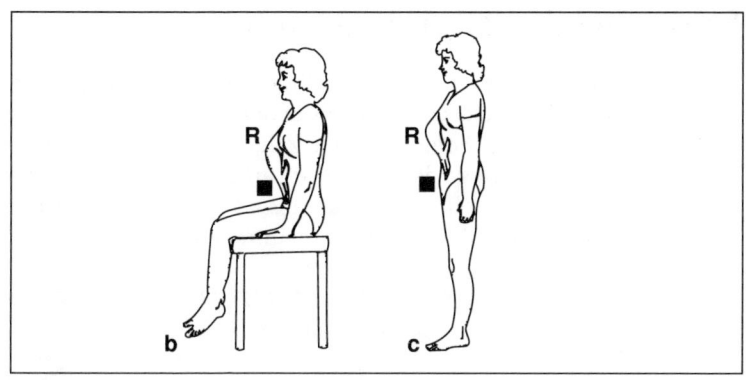

Gelingt es Ihnen nicht, den Atem gleich von Anfang an fünf Sekunden lang anzuhalten, dann beginnen Sie einfach mit einer kürzeren Zeitspanne und bauen sie langsam bis zu fünf Sekunden auf. Bitte beachten Sie, daß die Zilgrei-Selbstbehandlungen keinesfalls wirkungsvoller sind, wenn man die Atempause über fünf Sekunden hinaus ausdehnt. Im Gegenteil, die Wirkung könnte dadurch sogar beeinträchtigt werden.

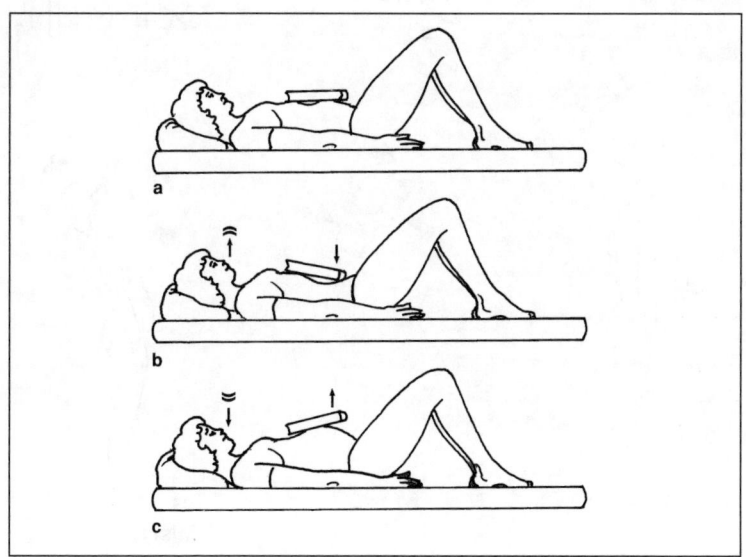

Fehler bei der Zilgrei-Atmung

Unsere langjährige Erfahrung mit der Zilgrei-Methode hat gezeigt, daß erstaunlich viele Menschen Mühe mit der Bauchatmung haben und sich deshalb auch Fehler bei der Zilgrei-Atmung einschleichen. Wir haben hier einige der häufigsten aufgeführt, damit Sie sie von Anfang an vermeiden können, denn sie können die Wirkung der Zilgrei-Selbstbehandlungen stark beeinträchtigen.

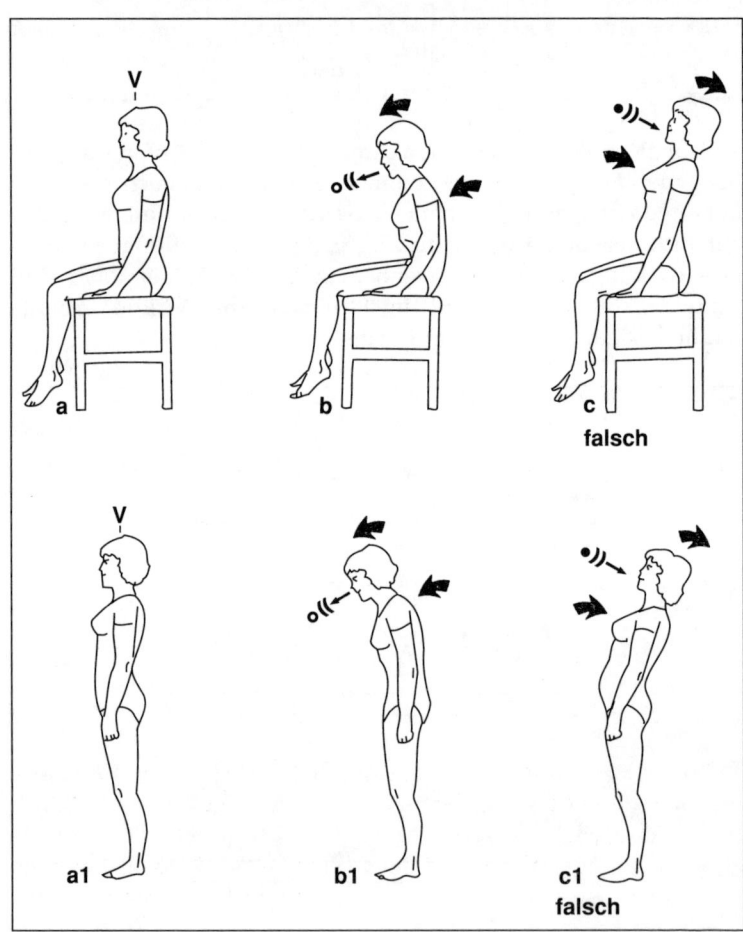

Zweck der Zilgrei-Atmung ist es nicht, soviel Luft wie möglich einzuatmen, sondern die Lungenkapazität voll zu nutzen. Das sind zwei sehr unterschiedliche Dinge. Sie können einen sehr tiefen Atemzug tun und trotzdem nicht alle Teile der Lunge erreichen. Die richtige Koordination der Zwerchfellbewegungen mit den Bewegungen der Rippen sorgt dafür, daß die natürliche Kapazität der Lunge vollständig genutzt wird. Atmen Sie deshalb nur so viel Luft ein, wie Sie bequem und mühelos halten können, ohne sich zu verkrampfen. Bewegen Sie sich während des Ein- und Ausatmens nicht vor und zurück. Bei der richtigen, entspannten Zilgrei-Atmung braucht Ihr Körper nicht mitzuhelfen. Bleiben Sie beim Atmen im Sitzen, Stehen oder Knien aufrecht und entspannt, denn nur so können Wirbelsäule und Gelenke am meisten von den Mikrobewegungen profitieren, die durch die Zilgrei-Atmung gesteigert werden.

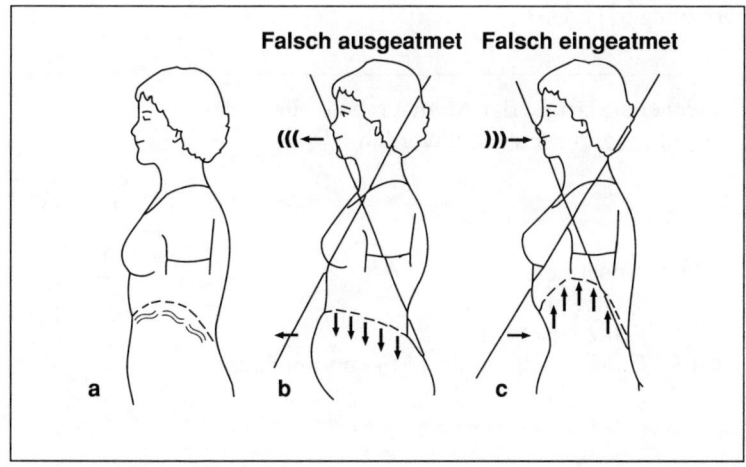

Achten Sie darauf, daß Sie beim Einatmen nicht den Brustkorb aufblähen und den Bauch einziehen oder, umgekehrt, den Bauch beim Ausatmen herausstrecken. Das behindert die normale Zwerchfelltätigkeit während der Atmung, stört den vollständigen Luftaustausch in der Lunge und die atmungsbedingten Mikrobewegungen im ganzen Körper.

Hilfreiche Ratschläge

Übertreiben Sie nicht! Führen Sie bei den Selbstbehandlungen nicht mehr als fünf Atmungszyklen durch, und machen Sie die Atempausen nicht länger als fünf Sekunden. Ihre Erkältung verschwindet auch nicht schneller, wenn Sie zehn Aspirin auf einmal schlucken, aber es könnte sein, daß Ihnen davon ziemlich übel wird. Das gleiche gilt für Zilgrei: Mehr als die üblichen fünf Atmungszyklen bringen keine raschere Wirkung.

Lassen Sie sich während der Zilgrei-Atmung nicht ablenken. Sie verlieren nur die Konzentration und machen Fehler; meist leidet die Koordination darunter, oder man vergißt die Atempausen. Atmen Sie nicht zu rasch! Der Atem soll sanft fließen.

Achten Sie stets darauf, daß Sie die entspannte, aufrechte Haltung während der gesamten fünf Atmungszyklen beibehalten.

Wie kann Ihre Wirbelsäule von den atmungsbedingten Mikrobewegungen profitieren, wenn Sie zusammensacken oder die Schultern hängen lassen?

Zeichenerklärung der Atemsymbole, die in den Abbildungen verwendet werden

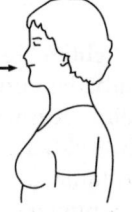

(←   Ausatmen
((←   Weiter ausatmen
(((←   Ganz ausatmen
O((←   Ganz ausatmen und 5 Sekunden Pause

)→   Einatmen
))→   Weiter einatmen
)))→   Ganz einatmen
●))→   Ganz einatmen und die Luft 5 Sekunden anhalten

Wie wähle ich die für mich passenden Zilgrei-Selbstbehandlungen?

Nun sind wir bei der praktischen Anwendung der Zilgrei-Methode angelangt. Aber aufgepaßt, wenn Sie die Einleitung zu diesem Buch nicht gelesen haben, vor allem, *wenn Sie die korrekte Ausführung der Zilgrei-Atmung noch nicht gelernt haben,* halten Sie ein. Es wäre zwecklos zu versuchen, die Zilgrei-Selbstbehandlungen auszuführen, ohne die dafür notwendigen Voraussetzungen geschaffen zu haben, denn die gewünschte Wirkung würde ausbleiben.

Wenn Sie hingegen sicher sind, daß Sie die Zilgrei-Atmung gut beherrschen, können Sie die für Sie passenden Selbstbehandlungen wählen, indem Sie die nachstehenden Hinweise befolgen.

- Die ersten beiden Selbstbehandlungen im praktischen Teil, SCHWAN und EISVOGEL, sind die sogenannten Basis-Selbstbehandlungen, *die immer vor der Anwendung anderer Selbstbehandlungen* ausgeführt werden müssen. Sie dienen der Entspannung und Mobilisierung der gesamten Wirbelsäule und dem Ausgleich des Tonus der Rückenmuskulatur. Es wäre in der Tat unlogisch, zu versuchen, lokale Beschwerden anzugehen, bevor man die gesamte Wirbelsäule entspannt hat.
  Nur wenn Ihre Schmerzen von der Art sind, daß Sie nicht sitzen können, führen Sie während ein bis zwei Tagen die Selbstbehandlung ADLER aus, die ähnlich wirkt wie die zwei Basis-Selbstbehandlungen und die gleiche Bewegungsebene nutzt.
- Wählen Sie die Selbstbehandlung in der Körperstellung, die Ihr Zustand zuläßt, zum Beispiel wenn Sie schlecht liegen können, wählen Sie eine Selbstbehandlung, die im Stehen oder Sitzen ausgeführt wird, und so fort.

- Gehen Sie immer zuerst die leichteren Beschwerden an und dann erst die schwerwiegenderen. Erstens sind die kleineren Beschwerden schneller in den Griff zu bekommen, und zweitens verringern sich durch ihre Beseitigung meist auch die stärkeren Schmerzen, da sie mit diesen fast immer indirekt verbunden sind.
- Wenden Sie nie mehr als fünf Zilgrei-Selbstbehandlungen in einer Sitzung an, und machen Sie nicht mehr als drei Sitzungen pro Tag. Eine Sitzung nennen wir die kurze Zeitspanne, die für die Durchführung der (höchstens fünf) Selbstbehandlungen benötigt wird.
- Wenn Sie die Selbstbehandlungen gefunden haben, die für Sie am wirksamsten sind, wenden Sie nur noch diese an.
- Wenn Ihre Schmerzen und Beschwerden verschwunden sind, wenden Sie zur Erhaltung Ihres wiedergewonnenen Gesundheitszustandes die für Sie geeigneten Selbstbehandlungen ein- oder zweimal wöchentlich an.
- »Vorbeugen ist besser als heilen!« Machen Sie diese einfache Wahrheit zum Bestandteil Ihrer Lebensauffassung. Wählen Sie die Zilgrei-Selbstbehandlungen, die Ihnen besonders guttun, und führen Sie sie zwei- bis dreimal pro Woche aus.
- Prägen Sie sich vor allem die goldene Regel ein: *Übertreiben Sie nie, und gebrauchen Sie stets Logik und gesunden Menschenverstand.*

Es gibt viele verschiedene Arten von Zilgrei-Selbstbehandlungen mit jeweils mehreren Varianten; es können bis zu vierzig sein. In diesem Buch stellen wir der Einfachheit halber nur eine Grundform vor. Wenn Sie mit dieser Form gut zurechtkommen und optimale Ergebnisse erzielen, können Sie selbstverständlich damit fortfahren. Wenn sich hingegen die gewünschte Wirkung nicht einstellt, sollten Sie sich an von der Deutschen Zilgrei-Gesellschaft e.V. ausgebildete Zilgrei-Lehrerinnen und -Lehrer bzw. -Therapeutinnen und -Therapeuten wenden.

Wie oft sollte man Zilgrei anwenden?

Die Zilgrei-Selbstbehandlungen werden sowohl als Therapie als auch zum Zweck der Nachsorge und Prophylaxe angewandt.

Therapie

Bei akuten Schmerzen wenden Sie die entsprechenden Selbstbehandlungen dreimal täglich an: einmal morgens nach dem Aufstehen, dann vor dem Mittagessen (nicht nachher – mit vollem Magen läßt sich schlecht atmen!) und dann vor dem Schlafengehen. Wenn die Schmerzen nachlassen, reduzieren Sie auf zweimal täglich, morgens und abends, dann auf einmal täglich, morgens oder abends, bis die Symptome völlig verschwunden sind und Sie sich wieder ganz wohl fühlen.

Nachsorge

Damit Sie Ihr Wohlbefinden beibehalten, führen Sie Ihre »Lieblings-Selbstbehandlungen« ein- oder zweimal wöchentlich durch.

Prophylaxe

Wie gesagt: »Vorbeugen ist besser als heilen« – man kann es nicht oft genug wiederholen. Ein Prophylaxeprogramm hängt zu einem gewissen Grad von Art und Intensität des Privat- und Erwerbslebens einer Person ab.

Für Leute mit einer durchschnittlichen Lebensweise, die nicht übermäßigem psychischen und physischen Streß ausgesetzt sind, reichen ein oder zwei Sitzungen pro Woche.

Wählen Sie dazu die Selbstbehandlungen aus, die Ihnen am angenehmsten sind.

Allgemeine Empfehlungen zur Zilgrei-Selbstbehandlung

Sie werden schnell feststellen, wie einfach die Zilgrei-Selbstbehandlungen durchzuführen sind. Allerdings, je präziser Sie in der Ausführung sind, desto größer ist die Wirkung.

Wir haben hier die wichtigsten Punkte zusammengefaßt, an die Sie vor, während und nach der Anwendung der Selbstbehandlungen denken sollten, damit Sie den größtmöglichen Nutzen daraus ziehen können.

Bevor Sie mit der Selbstbehandlung beginnen

- Lernen Sie, die Zilgrei-Atmung perfekt zu beherrschen.
- Prägen Sie sich gut die in den Abbildungen verwendeten Symbole ein (Seite 66).
- Lesen Sie zuerst die gesamte Anleitung zur Selbstbehandlung, und wenden Sie sie erst dann an.
- Legen Sie beengende Kleidung ab, zum Beispiel Jacke, Krawatte, enge Hosen, Korsetts, Gürtel usw. Öffnen Sie den Hemdkragen, und ziehen Sie die Schuhe aus.
- Legen Sie auch Schmuckgegenstände wie Halsketten, Armbänder, Ohrringe, Armbanduhren ab.
- *Beginnen Sie immer mit den Basis-Selbstbehandlungen* SCHWAN *und* EISVOGEL (Seite 78 und 84).
- Wenden Sie Selbstbehandlungen *nie* unmittelbar nach den Mahlzeiten an, sondern möglichst vor dem Essen und mit leerem Magen.

Während Sie die Selbstbehandlungen ausführen

- Befolgen Sie genau die Anweisungen.
- *Forcieren Sie nie* die Bewegungen oder Stellungen, sondern bewegen Sie sich nur bis an die mögliche Grenze, das heißt die Grenze, die Ihr Zustand zuläßt.
- Bewegen Sie nur den Körperteil, der in der Selbstbehandlung angesprochen ist und *nur* auf der angegebenen Bewegungsebene.
- Wenn Sie während der Ausübung der Selbstbehandlung Schmerz verspüren, oder wenn Ihre bestehenden Schmerzen stark zunehmen, *unterbrechen Sie die Selbstbehandlung,* kehren Sie in die Ausgangsstellung zurück, und entspannen Sie sich. Wenden Sie eine andere Selbstbehandlung an, die geeigneter für Sie ist.
- Achten Sie darauf, daß Sie stets entspannt bleiben, insbesondere, daß Sie während der Atmung die Nackenmuskeln nicht verkrampfen.
- Bewegen Sie sich stets langsam und flüssig, nie zu schnell oder gar ruckartig.

- Die Beine dürfen weder gekreuzt noch unter den Sitz gestellt werden, noch sollen die Beine im Sitzen zu stark gespreizt sein, außer die Anweisungen verlangen dies ausdrücklich.
- Behalten Sie die in den Anweisungen vorgeschriebene Stellung während der gesamten Anwendung bei, das heißt, bis Sie die fünf Atmungszyklen beendet haben und in die Ausgangsstellung zurückgekehrt sind.
- Die Blickrichtung kann die physischen Reaktionen auf eine Selbstbehandlung beeinflussen. Schauen Sie deshalb bei den Übungen immer in die Richtung der Kopfstellung, oder schließen Sie die Augen.
- Führen Sie die Selbstbehandlungen möglichst an der frischen Luft aus, oder öffnen Sie zumindest das Fenster.
- Müssen Sie während der Anwendung husten, niesen, gähnen, oder werden Sie sonst in irgendeiner Weise gestört, etwa durch Klingeln des Telefons oder an der Haustüre, kehren Sie *zuerst* in die Ausgangsstellung zurück, bevor Sie die Selbstbehandlung unterbrechen.
- Lassen Sie sich während der Anwendung durch nichts ablenken, nicht durch jemand, der mit Ihnen spricht, oder durch Radio und Fernsehen, sonst leidet Ihre Konzentration.

Nach Abschluß der Selbstbehandlung

Ruhen Sie sich nach der Selbstbehandlungssitzung ein paar Minuten lang aus, bewegen Sie sich nicht, sondern entspannen Sie sich. Lassen Sie die Behandlung nachwirken, indem Sie besonders dem betroffenen Körperbereich Ruhe gönnen. Viele Leute probieren gleich im Anschluß an die Selbstbehandlung die Bewegungen oder Stellungen aus, die vorher beeinträchtigt waren, um zu sehen, ob »es auch wirklich gewirkt hat«. Das ist nicht nur falsch, sondern Sie riskieren auch, daß sich der vorherige schmerzhafte Zustand wieder einstellt.

Lassen Sie Ihren Körper auf das, was ihm widerfahren ist, reagieren; geben Sie Ihren biokybernetischen Abläufen Zeit, darauf anzusprechen.

Deshalb legen Sie sich nach Abschluß der Sitzung ein paar Minuten ruhig hin, und atmen Sie normal, ruhig und sanft. Dann stehen Sie *langsam* auf, und bewegen Sie sich mit Ruhe.

Die Selbstbehandlungen

Der Zilgrei-Test

Diese einfache Form der Selbstuntersuchung *muß* jeder Selbstbehandlung vorausgehen.

Vergessen Sie also *nie*, zuerst den Test auszuführen, denn ohne ihn ist die korrekte Anwendung der Selbstbehandlung nicht möglich. Denken Sie immer daran, daß der Test Aufschluß darüber gibt, welche *Bewegungsrichtung* bzw. *Stellung* Schmerzen oder Beschwerden auslöst oder verschlimmert und/oder in welcher *Bewegungsrichtung* die Bewegungsspanne eingeschränkt ist.

Vergessen Sie also, *wo* Ihre Schmerzen sind, und konzentrieren Sie sich darauf, *welche Bewegungsrichtung* sie auslöst oder verschlimmert. Die Beachtung dieser Regel ist zwingend, denn ohne sie funktioniert die Methode nicht.

Wir wollen das an einem praktischen Beispiel erläutern. Nehmen wir an, Sie haben Schmerzen in der rechten Schulter. Wenn Sie den Kopf auf der Horizontalebene nach rechts drehen, verspüren Sie keinen Schmerz bzw. der bestehende Schmerz in der Schulter verändert sich nicht, und die Bewegung ist nicht eingeschränkt. Nun drehen Sie den Kopf nach links; die Bewegung ist blockiert, und Ihr Schmerz nimmt zu. Würde man Sie nun fragen: »Welche Richtung der Kopfdrehung verursacht oder verstärkt Ihren Schmerz?«, wäre Ihre spontane Antwort wahrscheinlich: »Wenn ich den Kopf nach rechts drehe.« Es ist normal, sich intensiv und ausschließlich auf die Schmerzstelle zu konzentrieren und nicht auf die *Bewegungsrichtung* oder *Stellung*, die ihn verstärkt. Wir nennen dieses Prinzip den »Grundsatz der Zilgrei-Gegenbewegung/-Gegenposition«; es ist ausschlaggebend für die Wirksamkeit der Methode.

Verwendete Symbole

Nun ist noch wichtig, daß Sie sich genauer mit den folgenden Symbolen vertraut machen, die anzeigen, was während der in der Zeichnung dargestellten Bewegung oder Haltung zu tun ist (Bewegung und/oder Atmung).

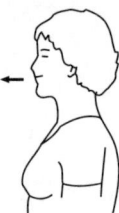

(←	Ausatmen
((←	Weiter ausatmen
(((←	Ganz ausatmen
O((←	Ganz ausatmen und 5 Sekunden Pause

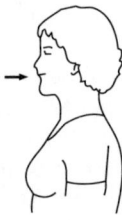

)→	Einatmen
))→	Weiter einatmen
)))→	Ganz einatmen
●))→	Ganz einatmen und die Luft 5 Sekunden anhalten

Verwendete Symbole

꩜ Nach vorne beugen (anterior)

꩜ Nach hinten strecken (posterior)

꩜ Nach rechts drehen

꩜ Nach links drehen

↓ Bewegungsrichtung

← Bewegungsrichtung

↻ Bewegungsrichtung

⬅ Bewegungsrichtung

+ Mehr
− Weniger oder kleiner
> Mehr als
< Weniger als
⅄ Winkel
≈ Entspannen
꩜ Gravitation (Schwerkraft)
■ Stabilisieren

▼ Leichter Druck (in der entsprechenden Richtung)

V Vertikal = senkrecht

H Horizontal = waagrecht
L Links
R Rechts
A Anterior = vorne oder vorwärts
P Posterior = hinten oder rückwärts
S Superior = oben oder nach oben
I Inferior = unten oder nach unten
N Neutrale Stellung

So »lesen« Sie die Abbildungen zu den Selbstbehandlungen:

Beispiel Selbstbehandlung SCHWAN, *Anwendungsform B:*

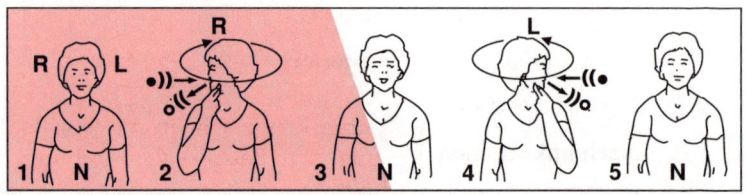

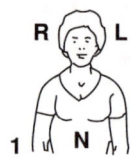 Das N in der Körpermitte bedeutet *neutrale Stellung.* Sie ist meist auch identisch mit dem im Text verwendeten Ausdruck *Ausgangsstellung.* Mit R ist die *rechte* Körperseite angezeigt, mit L die *linke.*

Achten Sie stets darauf, daß alle Abbildungen mit Vorderansicht spiegelbildlich dargestellt sind. So entspricht Ihre rechte Körperseite der linken im Buch und Ihre linke Körperseite der rechten im Buch.

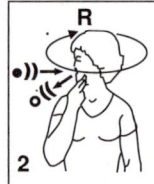 ↻Dieses Zeichen bedeutet *Drehung nach rechts.*
●)) → Dieses Zeichen bedeutet *einatmen und mit voller Lunge die Luft 5 Sekunden lang anhalten.*
○((← Dieses Zeichen bedeutet *ausatmen und 5 Sekunden lang mit entleerter Lunge verharren.*

Wenn die beiden Zeichen zusammen erscheinen wie hier, bedeutet das: *in der erforderlichen Stellung* (in diesem Fall Kopfdrehung nach rechts) *verharren und 5 komplette Zilgrei-Atmungszyklen ausführen.*

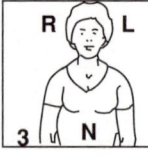 Nach Beendigung der 5 Atmungszyklen Rückkehr in die neutrale Ausgangsstellung.

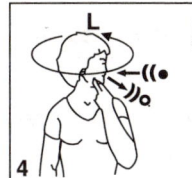 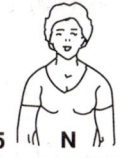

Dieses Zeichen bedeutet *Drehung nach links.* (Für die übrigen Zeichen siehe 2.)

Siehe 3

Die roséfarbenen und weißen Figuren kennzeichnen die jeweils entgegengesetzte Bewegungsrichtung, zum Beispiel Kopfdrehung nach *rechts* und Kopfdrehung nach *links.*

Schauen Sie sich die Abbildungen genau an, und überzeugen Sie sich, daß Sie verstehen, welche Stellung die Selbstbehandlung erfordert, bevor Sie sie ausüben.

Anwendungsform A und B

Auf den ersten Blick mag Ihnen der Unterschied zwischen diesen beiden Anwendungsformen nicht auffallen. In beiden Formen wird die gesamte Bewegungsspanne des betroffenen Körperteils einbezogen: einmal zuerst die rechte Seite und dann die linke bzw. einmal zuerst die linke und dann die rechte Seite; oder einmal zuerst die Bewegung nach vorn und dann nach hinten und umgekehrt. Es ist nämlich absolut nicht einerlei, mit welcher Bewegung oder Stellung man beginnt, im Gegenteil, es ist ausschlaggebend. Achten Sie deshalb darauf, welche Anwendungsform Sie wählen.

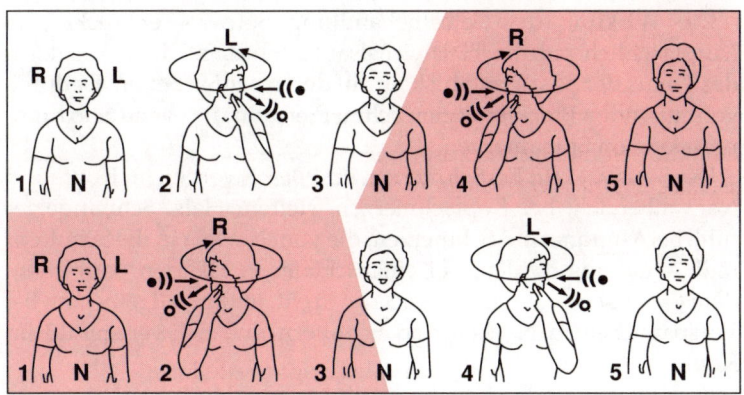

Die Selbstbehandlung SCHWAN wie auch die nachfolgende Selbstbehandlung EISVOGEL dienen der Förderung der Beweglichkeit der gesamten Wirbelsäule sowie der Entspannung der Muskulatur. *Ihre Anwendung vor der Ausführung jeglicher anderer Selbstbehandlungen ist daher zwingend.* Bitte befolgen Sie diese Regel, denn nur so stellt sich der gewünschte Erfolg ein.

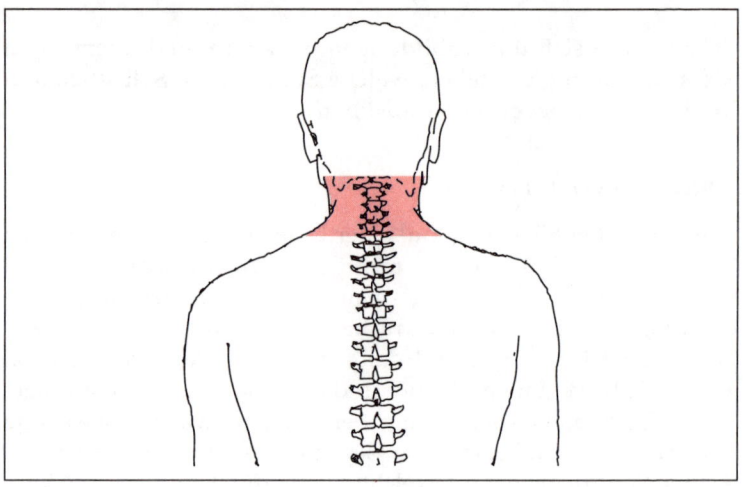

Die Wirkung der Selbstbehandlung SCHWAN erstreckt sich hauptsächlich auf die Halswirbelsäule. Sie dient dem Ausgleich des Tonus der paarigen Muskeln auf deren beiden Seiten. Dadurch verschwinden Blockierungen, Schmerzen und die eventuelle Kompression von Spinalnerven.

Der SCHWAN hilft bei Schmerzen und Beschwerden im Kopf- und Nackenbereich, bei Kopfschmerzen, steifem Hals, Schwindelgefühl, bei Migräne und Schmerzen, die vom Nacken in die Schultern und Arme ausstrahlen; bei eingeschlafenen Händen, knirschendem Geräusch, wenn man den Kopf dreht, und im allgemeinen bei Verspanntheit in Nacken und Schultern und Schweregefühl im Kopf.

Bewegungsebene: Drehen des Kopfes auf der Horizontalebene.

Besondere Hinweise

Diese Selbstbehandlung wird am besten im Sitzen, kann aber auch im Stehen ausgeübt werden. Die Bewegungen sollen langsam und flüssig sein. Es ist wichtig, daß Sie darauf achten, daß Sie nur den Kopf drehen, nicht aber die Schultern und den Oberkörper, die in ihrer neutralen Stellung (aufrecht, aber nicht steif) bleiben sollen. Ebenso wichtig ist es, den Kopf in der erforderlichen Stellung zu halten, ohne die Halsmuskulatur zu verspannen. Deshalb halten Sie das Kinn mit dem Zeige- und Mittelfinger einer Hand fest.

TEST vor Ausübung der Selbstbehandlung SCHWAN

Ausgangsstellung: Aufrecht, aber nicht steif sitzen.

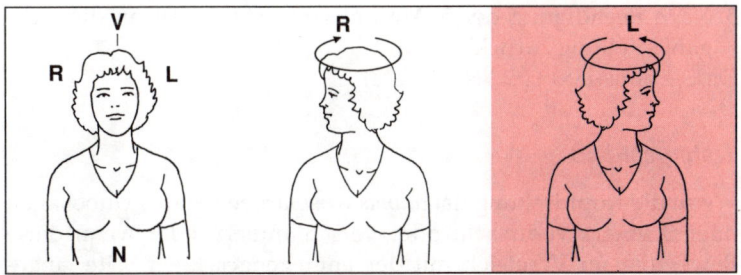

- Drehen Sie den Kopf langsam nach rechts (weiße Figur).
- Drehen Sie den Kopf langsam in die Ausgangsstellung zurück.
- Drehen Sie den Kopf langsam nach links (roséfarbene Figur).

Testergebnis A

Wenn die Kopfdrehung nach *rechts* (weiße Figur) Unbehagen oder Schmerz verursacht oder verschlimmert, oder wenn diese Bewegung im Vergleich mit der anderen Seite eingeschränkt ist, führen Sie die Selbstbehandlung SCHWAN folgendermaßen aus:

1. Ausgangsstellung.
2. Kopf langsam nach *links* bis an die äußerste mögliche Grenze drehen (vor der Schmerzschwelle einhalten), nicht forcieren.

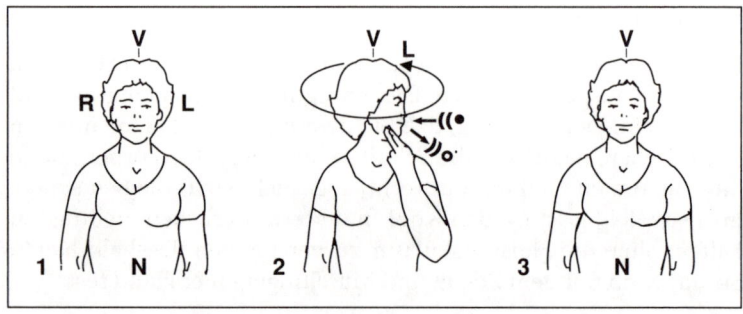

Kinn mit Zeige- und Mittelfinger der linken Hand festhalten. In dieser Stellung verharren und fünf komplette Zilgrei-Atmungszyklen durchführen: Einatmen – 5 Sekunden Pause, ausatmen – 5 Sekunden Pause, insgesamt fünfmal wiederholen.

3. Nach Beendigung der 5 Atmungszyklen langsam in die Ausgangsstellung zurückkehren.

DIE SELBSTBEHANDLUNG IST BEENDET.

Testergebnis B

Wenn die Kopfdrehung nach *links* (roséfarbene Figur) Unbehagen oder Schmerz verursacht oder verschlimmert, oder wenn diese Bewegung im Vergleich mit der entgegengesetzten Seite eingeschränkt ist, führen Sie den SCHWAN wie folgt aus:

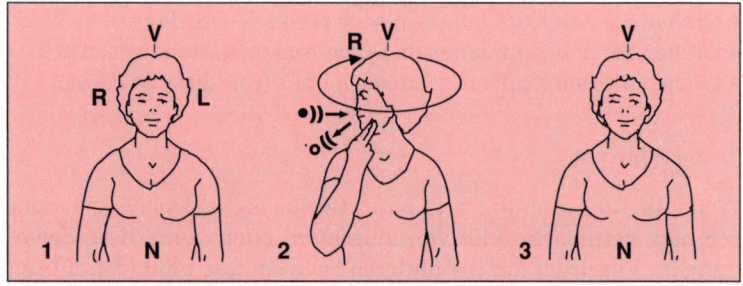

1. Ausgangsstellung.
2. Den Kopf langsam nach *rechts* bis an die äußerste mögliche Grenze drehen, ohne zu forcieren und ohne die Schmerzgrenze

zu überschreiten. Mit Zeige- und Mittelfinger der rechten Hand das Kinn festhalten.

In dieser Stellung verharren und 5 komplette Zilgrei-Atmungszyklen durchführen: Einatmen – 5 Sekunden Pause, ausatmen – 5 Sekunden Pause, insgesamt fünfmal wiederholen.

3. Nach Beendigung der 5 Atmungszyklen langsam in die Ausgangsstellung zurückkehren.

DIE SELBSTBEHANDLUNG IST BEENDET.

Der SCHWAN zur Nachsorge

Wenn Sie Ihren normalen Gesundheitszustand wieder hergestellt haben und vermeiden möchten, daß die Beschwerden erneut auftreten, sollten Sie den SCHWAN zwei- oder dreimal pro Woche anwenden, und zwar wie in den Beispielen A oder B abgebildet.

Anwendungsform A

Wenn Sie zur Selbstbehandlung den SCHWAN gemäß den weißen Figuren durchgeführt haben, verfahren Sie nun folgendermaßen:

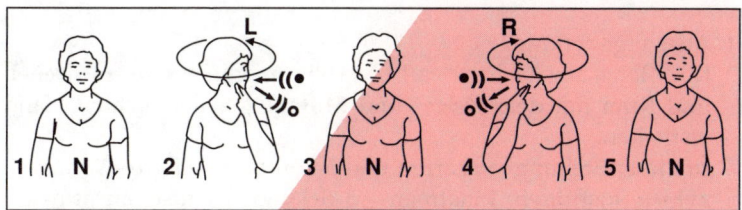

1. Ausgangsstellung.
2. Kopf langsam nach *links* bis an die äußerste mögliche Grenze drehen, mit Zeige- und Mittelfinger der linken Hand das Kinn festhalten.

   In dieser Stellung verharren und 5 komplette Zilgrei-Atmungszyklen ausführen: Einatmen – 5 Sekunden Pause, ausatmen – 5 Sekunden Pause, insgesamt fünfmal wiederholen.
3. Nach Abschluß der 5 Atmungszyklen langsam in die Ausgangsstellung zurückkehren.

4. Nun Kopf langsam nach *rechts* bis an die mögliche Grenze drehen und das Kinn mit dem Zeige- und Mittelfinger der rechten Hand festhalten. In dieser Stellung verharren und 5 komplette Zilgrei-Atmungszyklen ausführen: Einatmen – 5 Sekunden Pause, ausatmen – 5 Sekunden Pause, insgesamt fünfmal wiederholen.
5. Nach Beendigung der 5 Atmungszyklen langsam in die Ausgangsstellung zurückkehren.

Anwendungsform B

Wenn Sie zur Selbstbehandlung den Schwan entsprechend den roséfarbenen Figuren ausgeführt haben, verfahren Sie nun zur Nachsorge folgendermaßen:

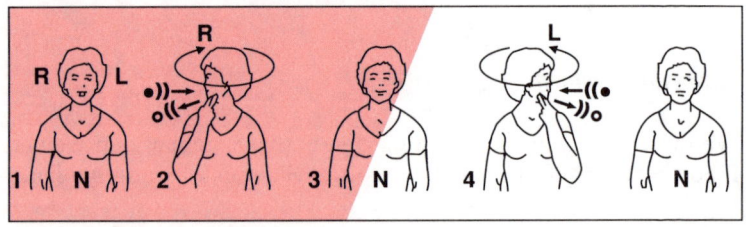

1. Ausgangsstellung.
2. Kopf langsam nach *rechts* bis an die mögliche Grenze drehen und Kinn mit dem Zeige- und Mittelfinger der rechten Hand festhalten.
   In dieser Stellung verharren und 5 komplette Zilgrei-Atmungszyklen ausführen: Einatmen – 5 Sekunden Pause, ausatmen – 5 Sekunden Pause, insgesamt fünfmal wiederholen.
3. Nach Abschluß der 5 Atmungszyklen langsam in die Ausgangsstellung zurückkehren.
4. Jetzt Kopf langsam bis an die mögliche Grenze nach *links* drehen und Kinn mit dem Zeige- und Mittelfinger der linken Hand festhalten. In dieser Stellung verharren und 5 komplette Zilgrei-Atmungszyklen ausführen: Einatmen – 5 Sekunden Pause, ausatmen – 5 Sekunden Pause, insgesamt fünfmal wiederholen.
5. Nach Abschluß der 5 Atmungszyklen kehren Sie langsam in die Ausgangsstellung zurück.

Der SCHWAN als Prophylaxe

Zwei- oder dreimal pro Woche angewendet, hält der SCHWAN Ihre Halswirbelsäule beweglich, beugt Kopf- und Schulterschmerzen vor. Wenden Sie Anwendungsform A oder B an, je nachdem, welche Ihnen angenehmer ist.

Die Selbstbehandlung Eisvogel sowie die vorhergehende Selbstbehandlung Schwan bezwecken die Mobilisierung der Wirbelgelenke der gesamten Wirbelsäule sowie die Entspannung der Rückenmuskulatur. *Sie müssen deshalb immer vor Ausübung der anderen Selbstbehandlungen ausgeführt werden.* Die Beachtung dieser einfachen Regel ist ausschlaggebend für den Erfolg der Zilgrei-Selbstbehandlung.

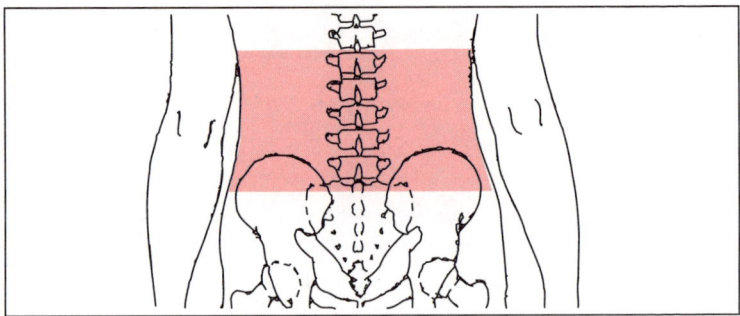

Die Selbstbehandlung Eisvogel wirkt direkt auf die Lendenwirbelsäule und dient dem Ausgleich des Muskeltonus der Rückenmuskeln auf beiden Seiten der Wirbelsäule; sie beseitigt Blockierungen und damit verbundene Schmerzen sowie eine dadurch möglicherweise hervorgerufene Kompression der Spinalnerven.

Der Eisvogel hilft bei Kreuz- und Lendenschmerzen, bei Ischias und neuralgischen Schmerzen mit Ausstrahlung in die Beine; bei Bewegungseinschränkung in der Lendenwirbelsäule und bei Muskelverspannungen, häufig auch streßbedingt.

Bewegungsebene: Drehen des Oberkörpers auf der Horizontalebene.

Besondere Hinweise

Die Selbstbehandlung Eisvogel erfordert die abgebildete Stellung, das heißt auf einer Bank oder einem Hocker sitzend, mit den Füßen auf dem Boden rastend. Die Hand der Drehseite des Oberkörpers greift nach hinten und hält den Oberkörper in dieser Stellung fest. Das Gewicht nicht auf den Arm aufstützen, sondern sich nur festhalten, damit die Drehung während der Ausübung des EISVOGELS beibehalten wird.

Den anderen Arm auf den gegenüberliegenden Oberschenkel legen. Forcieren Sie die Drehung des Oberkörpers nicht, bleiben Sie trotz Drehung aufrecht, jedoch entspannt sitzen, also nicht einsacken. Das Körpergewicht liegt auf beiden Gesäßbacken und den Schenkeln.

Der Kopf bleibt aufrecht und gerade, das heißt, das Kinn zeigt auf die Mittellinie der Brust. Üben Sie diese Stellung erst einige Male, bevor Sie die Selbstbehandlung beginnen.

TEST vor Ausübung der Selbstbehandlung EISVOGEL

Ausgangsstellung für den Test: Aufrecht, aber nicht steif auf einer harten, nicht zu hohen Fläche sitzen; die Oberschenkel sollen möglichst parallel zum Boden sein.

Füße fest auf dem Boden aufstellen, Beine ganz leicht gespreizt, Arme locker über der Brust kreuzen.

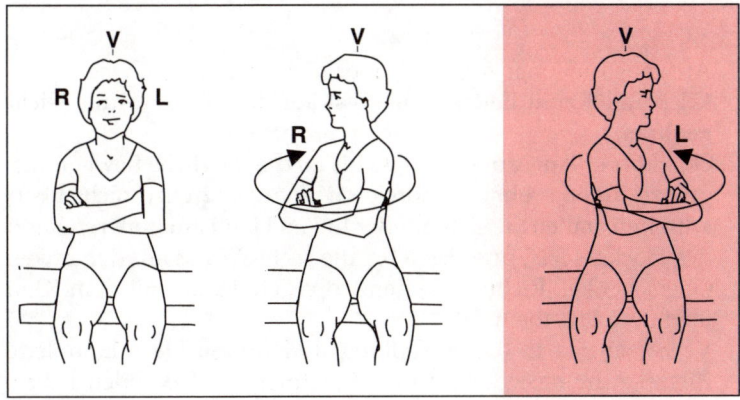

- Oberkörper langsam nach rechts drehen (weiße Figur).
- In die Ausgangsstellung zurückkehren.
- Oberkörper langsam nach links drehen (roséfarbene Figur).

Testergebnis A

Wenn Sie beim Drehen des Oberkörpers nach *rechts* (weiße Figur) Unbehagen oder Schmerzen verspüren, oder wenn bei dieser Bewegung Ihre Schmerzen zunehmen, oder wenn Ihre Bewegung im Vergleich zur Gegenseite eingeschränkt ist, führen Sie die Selbstbehandlung folgendermaßen aus:

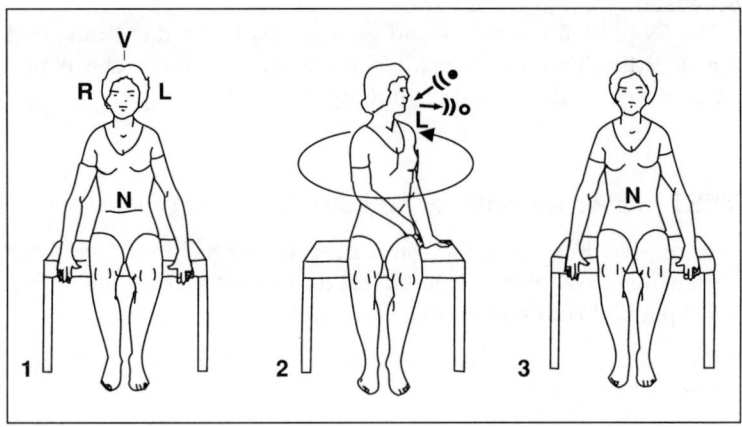

1. Ausgangsstellung: Aufrecht, aber nicht steif sitzen, Oberschenkel parallel zum Boden, Füße fest auf dem Boden, Knie leicht geöffnet.
2. Oberkörper langsam nach *links* bis an die mögliche Bewegungsgrenze drehen, ohne zu forcieren, Schmerzgrenze nicht überschreiten; halten Sie sich mit der linken Hand am hinteren Rand des Hockers fest, und legen Sie die rechte Hand auf den linken Oberschenkel. Richten Sie den Kopf geradeaus, mit dem Kinn über dem Brustbein.
   Verharren Sie in dieser Stellung und führen Sie 5 komplette Zilgrei-Atmungszyklen durch: Einatmen – 5 Sekunden Pause, ausatmen – 5 Sekunden Pause, insgesamt fünfmal wiederholen.
3. Nach Abschluß der 5 Atmungszyklen kehren Sie langsam in die Ausgangsstellung zurück.
DIE SELBSTBEHANDLUNG IST BEENDET.

Testergebnis B

Wenn Sie beim Drehen des Oberkörpers nach *links* (roséfarbene Figur) Unbehagen oder Schmerz verspürt haben, oder wenn diese Bewegung bereits bestehende Schmerzen verschlimmert, oder wenn diese Bewegung im Vergleich zur Gegenseite eingeschränkt ist, üben Sie die Selbstbehandlung folgendermaßen aus:

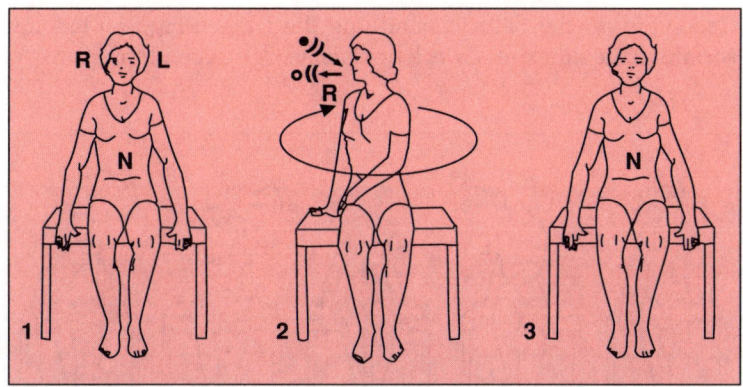

1. Ausgangsstellung: Aufrecht, aber nicht steif sitzen, Oberschenkel parallel zum Boden, Füße fest auf dem Boden, Knie leicht geöffnet.
2. Oberkörper langsam nach *rechts* bis an die mögliche Bewegungsgrenze drehen, nicht forcieren, Schmerzgrenze nicht überschreiten.

   Mit der rechten Hand an den hinteren Rand des Hockers greifen, linke Hand auf den rechten Oberschenkel legen. Kopf geradeaus richten, Kinn über dem Brustbein.

   In dieser Stellung verharren und 5 komplette Zilgrei-Atmungszyklen durchführen: Einatmen – 5 Sekunden Pause, ausatmen – 5 Sekunden Pause, insgesamt fünfmal wiederholen.
3. Nach Beendigung der 5 Atmungszyklen langsam in die Ausgangsstellung zurückkehren.

DIE SELBSTBEHANDLUNG IST BEENDET.

Der Eisvogel zur Nachsorge

Wenn Sie Ihren normalen Gesundheitszustand wieder erreicht haben und diesen nun auch beibehalten wollen, führen Sie den Eisvogel zwei- oder dreimal pro Woche durch, am besten entsprechend der nachfolgenden Beispiele A oder B.

Anwendungsform A

Haben Sie bei der Selbstbehandlung die weißen Figuren befolgt, verfahren Sie nun zum Zweck der Nachsorge folgendermaßen:

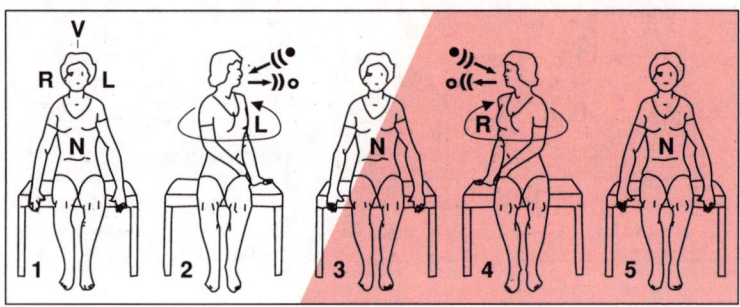

1. Ausgangsstellung.
2. Oberkörper langsam nach *links* bis zur möglichen Grenze drehen, ohne zu forcieren. Mit der linken Hand den hinteren Rand des Hockers festhalten, rechte Hand auf den linken Oberschenkel legen. Kopf geradeaus richten, Kinn über dem Brustbein. In dieser Stellung 5 komplette Zilgrei-Atmungszyklen durchführen: Einatmen – 5 Sekunden Pause, ausatmen – 5 Sekunden Pause.
3. Nach Abschluß der 5 Atmungszyklen kehren Sie langsam in die Ausgangsstellung zurück.
4. Nun drehen Sie den Oberkörper langsam nach *rechts*, bis an die mögliche Grenze, ohne zu forcieren, halten mit der rechten Hand den hinteren Hockerrand fest und legen die linke Hand auf den rechten Oberschenkel. Richten Sie den Kopf geradeaus, Kinn über dem Brustbein. In dieser Stellung verharren und

5 komplette Zilgrei-Atmungszyklen durchführen: Einatmen –
5 Sekunden Pause, ausatmen – 5 Sekunden Pause, insgesamt
fünfmal wiederholen.
5. Nach Abschluß der 5 Atmungszyklen langsam in die Ausgangsstellung zurückkehren.

Anwendungsform B

Wenn Sie zur Selbstbehandlung die roséfarbenen Figuren befolgt
haben, verfahren Sie nun folgendermaßen:

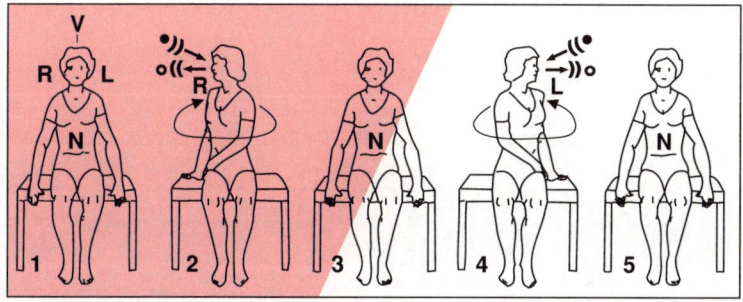

1. Ausgangsstellung.
2. Oberkörper langsam nach *rechts* bis an die mögliche Grenze drehen, ohne zu forcieren. Mit der rechten Hand am hinteren
Hockerrand festhalten, linke Hand auf den rechten Oberschenkel legen. Kopf geradeaus richten, Kinn über dem Brustbein. In
dieser Stellung verharren und 5 komplette Zilgrei-Atmungszyklen durchführen: Einatmen – 5 Sekunden Pause, Ausatmen –
5 Sekunden Pause, insgesamt fünfmal wiederholen.
3. Nach Abschluß der 5 Atmungszyklen langsam in die Ausgangsstellung zurückkehren.
4. Oberkörper langsam nach *links* bis an die mögliche Grenze drehen, ohne zu forcieren. Mit der linken Hand den hinteren
Hockerrand festhalten und die rechte Hand auf den linken Oberschenkel legen. Kopf geradeaus richten, Kinn über dem Brustbein. 5 komplette Zilgrei-Atmungszyklen durchführen: Ein-

atmen – 5 Sekunden Pause, ausatmen – 5 Sekunden Pause, insgesamt fünfmal wiederholen.

5. Nach Abschluß der 5 Atmungszyklen kehren Sie langsam in die Ausgangsstellung zurück.

Der EISVOGEL als Prophylaxe

Wenn Ihnen nichts fehlt und Sie die Selbstbehandlung EISVOGEL zum fithalten anwenden, wählen Sie jene der beiden Anwendungsformen, die Ihnen angenehmer ist, und führen Sie sie zwei- oder dreimal pro Woche aus. Ihre gesamte Wirbelsäule bleibt dadurch beweglicher, die Verdauung klappt besser und Ihr Allgemeinbefinden profitiert davon.

Die Selbstbehandlung ADLER dient der Linderung und Beseitigung von Beschwerden in der gesamten Wirbelsäule, weil Beweglichkeit und Elastizität der Wirbelgelenke gefördert werden. Insbesondere ist sie wirksam im Halswirbel-, Lendenwirbel- und Beckenbereich. Sie wird auch eingesetzt bei Kreuzschmerzen mit Ausstrahlung in die Beine, bei Ischias und ähnlichen neuralgischen Beschwerden. Außerdem dient der ADLER dem Ausgleich des Tonus der Rückenmuskulatur, der Beseitigung von Blockierungen und damit möglicherweise einhergehender Kompression von Spinalnerven.

Bei täglicher Anwendung sorgt der ADLER für die Entspannung, andererseits für die Spannkraft des gesamten Organismus, er regt die Blutzirkulation an und bringt Erleichterung bei Streß und Schlafstörungen.

Bewegungsebene: Entgegengesetztes Drehen der Beine und des Kopfes auf der Horizontalebene.

Besondere Hinweise

Die Selbstbehandlung ADLER muß unbedingt auf einer einigermaßen harten Unterlage durchgeführt werden, etwa auf Teppichboden.

Die Bewegungen müssen langsam und sanft sein; Schultern und Arme dürfen sich nicht vom Boden abheben. Der Kopf wird in entgegengesetzter Richtung zu den Beinen gedreht. Verursacht die Kopfdrehung Schmerzen, drehen Sie nur die Beine und lassen den Kopf gerade liegen. Beim Drehen der Beine liegen die Knöchel aneinander; die Beine also nicht spreizen.

TEST vor Ausübung der Selbstbehandlung ADLER

Ausgangsstellung beim Test: In Rückenlage auf dem Boden (Abb. a), Beine anwinkeln, Füße flach auf dem Boden und Arme in einem Winkel von ca. 45 Grad vom Körper entfernt (Abb. a1).

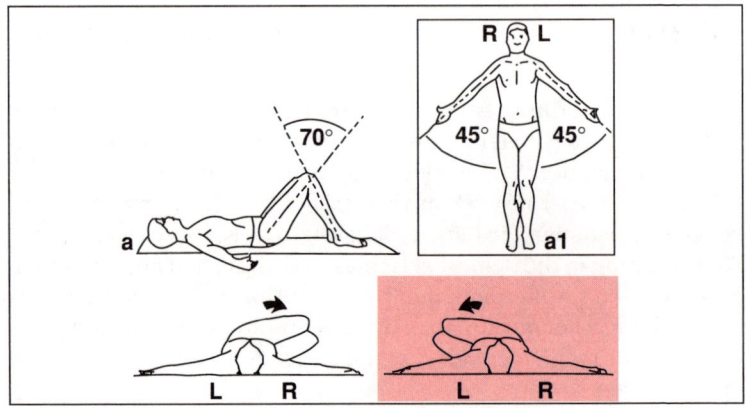

- Versuchen Sie, die Beine langsam nach rechts fallen zu lassen, (weiße Figur).
- Kehren Sie in die Ausgangsstellung zurück.
- Versuchen Sie nun, die Beine langsam nach links fallen zu lassen (roséfarbene Figur).

Testergebnis A

Wenn bei der Bewegung der Beine nach *rechts* (weiße Figur) Unbehagen oder Schmerz auftreten, bereits vorhandener Schmerz zunimmt oder die Bewegung im Vergleich zur entgegengesetzten Seite eingeschränkt ist, führen Sie die Selbstbehandlung ADLER folgendermaßen aus:

1. Ausgangsstellung, Rückenlage, Beine ca. 70 Grad angewinkelt, Füße flach auf dem Boden, Arme vom Körper entfernt.
2. Beine bis an die äußerste mögliche Grenze nach *links* fallen lassen, nicht forcieren, vor der Schmerzgrenze einhalten, nur die Schwerkraft wirken lassen. Gleichzeitig den Kopf nach *rechts* drehen. Bleiben Sie auf der Horizontalebene! Verharren Sie in dieser Stellung und führen Sie 5 komplette Atmungszyklen der Zilgrei-Atmung aus: Einatmen – 5 Sekunden Pause, ausatmen – 5 Sekunden Pause, insgesamt fünfmal wiederholen.
3. Nach Beendigung der 5 kompletten Atmungszyklen kehren Sie langsam mit Kopf und Beinen in die Ausgangsstellung zurück.

DIE SELBSTBEHANDLUNG IST BEENDET.

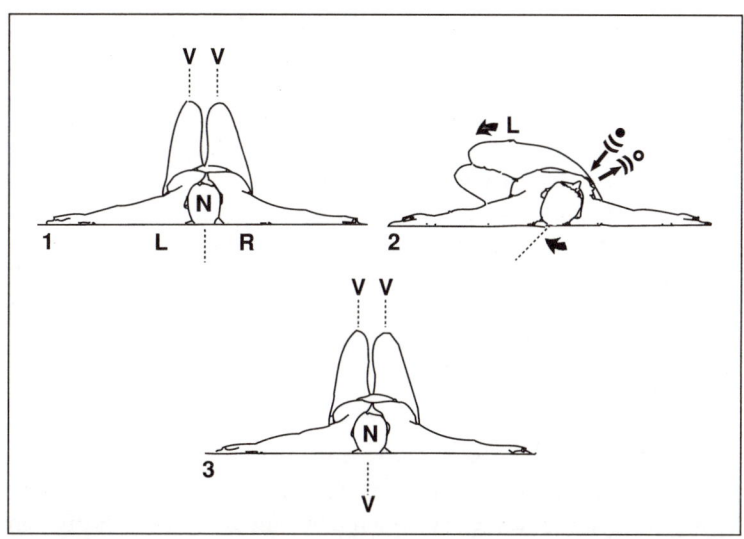

Testergebnis B

Wenn beim Test Ihre Beschwerden bzw. die Bewegungseinschränkung beim Fallenlassen der Beine nach *links* (roséfarbene Figur)
auftreten, führen Sie die Selbstbehandlung folgendermaßen aus:

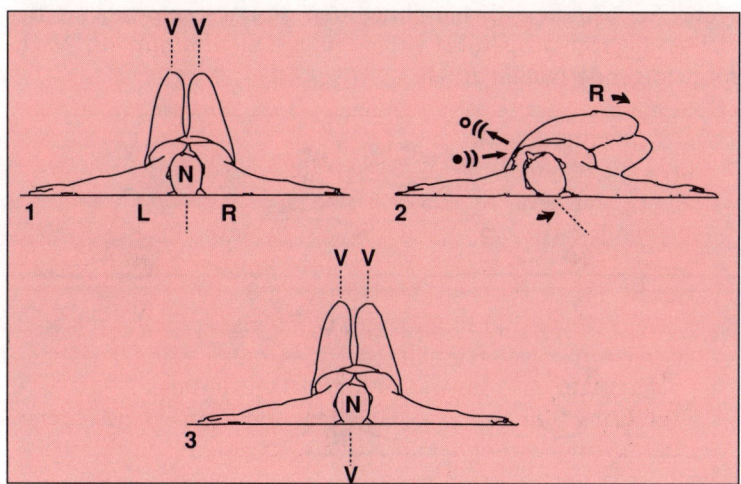

1. Ausgangsstellung: Rückenlage, Beine ca. 70 Grad angewinkelt, Füße flach auf dem Boden, Arme vom Körper abgespreizt.
2. Beine langsam nach *rechts* fallen lassen, bis an die äußerst mögliche Grenze, nicht forcieren, vor der Schmerzgrenze einhalten, nur die Schwerkraft wirken lassen. Gleichzeitig Kopf nach *links* drehen. Auf der Horizontalebene bleiben! Verharren Sie in dieser Stellung, und führen Sie 5 komplette Zilgrei-Atmungszyklen durch: Einatmen – 5 Sekunden Pause, ausatmen – 5 Sekunden Pause, insgesamt fünfmal.
3. Nach Beendigung der 5 Atmungszyklen kehren Sie langsam in die Ausgangsstellung zurück.

DIE SELBSTBEHANDLUNG IST BEENDET.

ADLER zur Nachsorge

Sobald Sie Ihren normalen Gesundheitszustand wieder erreicht haben und das erneute Auftreten von Beschwerden vermeiden möchten, sollten Sie den ADLER zwei- oder dreimal pro Woche ausführen, und zwar wie in den nachfolgenden Anwendungsformen A und B beschrieben.

Anwendungsform A

Wenn Sie zur Selbstbehandlung den ADLER entsprechend der weißen Figuren ausgeführt haben, führen Sie ihn nun zur Nachsorge folgendermaßen durch:

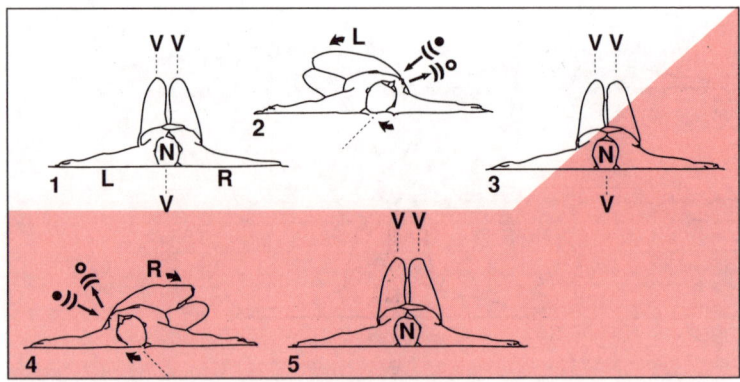

1. Ausgangsstellung.
2. Beine langsam nach *links* fallen lassen, ohne zu forcieren, nur die Schwerkraft wirken lassen, Knöchel aneinanderhalten. Gleichzeitig den Kopf nach *rechts* drehen. In dieser Stellung verharren und 5 komplette Zilgrei-Atmungszyklen durchführen: Einatmen – 5 Sekunden Pause, ausatmen – 5 Sekunden Pause, fünfmal wiederholen.
3. Nach Beendigung der 5 Atmungszyklen kehren Sie langsam in die Ausgangsstellung zurück.
4. Nun lassen Sie die Beine nach *rechts* fallen und drehen gleichzeitig den Kopf nach *links*. Auch diesmal nicht forcieren, nur die Schwerkraft wirken lassen und die Knöchel aneinanderhalten. In dieser Stellung verharren und 5 komplette Zilgrei-Atmungszyklen durchführen.
5. Nach Beendigung der 5 Atmungszyklen kehren Sie langsam in die Ausgangsstellung zurück.

Anwendungsform B

Wenn Sie zur Selbstbehandlung den ADLER gemäß der roséfarbenen Figuren angewendet haben, führen Sie ihn nun zur Nachsorge folgendermaßen aus:

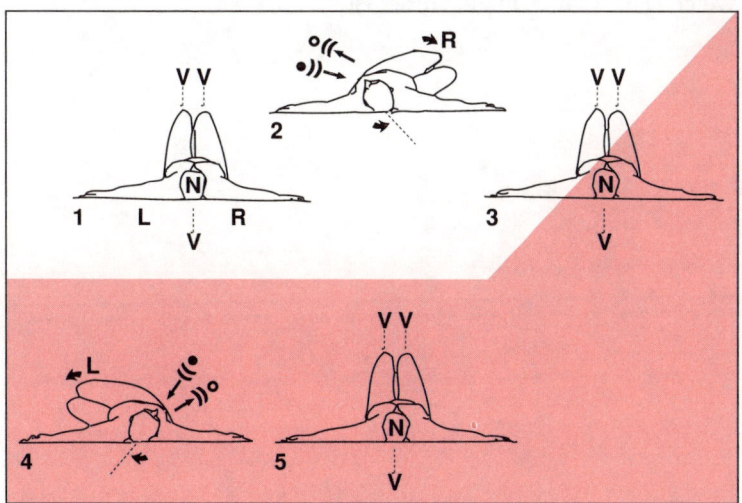

1. Ausgangsstellung.
2. Beine langsam nach *rechts* fallen lassen, nicht forcieren, nur die Schwerkraft wirken lassen, Knöchel aufeinanderliegen lassen. Gleichzeitig Kopf nach *links* drehen. In dieser Stellung verharren und 5 komplette Zilgrei-Atmungszyklen durchführen: Einatmen – 5 Sekunden Pause, ausatmen – 5 Sekunden Pause, fünfmal wiederholen.
3. Nach Beendigung der 5 Atmungszyklen Beine und Kopf wieder langsam in die Ausgangsstellung zurückdrehen.
4. Nun die Beine langsam nach *links* fallen lassen; auch diesmal ohne zu forcieren nur die Schwerkraft wirken lassen, die Knöchel übereinandergelegt. Gleichzeitig Kopf nach *rechts* drehen. In dieser Stellung nochmals 5 komplette Zilgrei-Atmungszyklen durchführen.
5. Nach Abschluß der 5 Atmungszyklen Beine und Kopf wieder langsam in die Ausgangsstellung zurückdrehen.

Der ADLER als Prophylaxe

Bei Anwendung des ADLERS zur Bekämpfung von Streß oder Schlafstörungen, oder um beweglich und fit zu bleiben, können Sie sowohl Anwendungsform A als auch B ausführen, je nachdem, welche Form Ihnen angenehmer ist.

Die Selbstbehandlung KRANICH haben wir ausführlich in unserem ersten Buch *Neue Hoffnung: Zilgrei* beschrieben. Hier finden Sie nun eine vereinfachte Form, die aber auch sehr wirksam ist. Der KRANICH dient der Linderung und Beseitigung von Beschwerden im Kreuz-Lendenbereich und im Becken. Er hilft bei Rückenschmerzen unter Umständen mit Ausstrahlung in die Gesäßhälften, in die Leistengegend und in die Beine (Ischias). Auch bei Kopf- und Nackenschmerzen ist die Anwendung des Kranichs unerläßlich, da ja die Ursache dafür im Kreuz-Lendenbereich liegen kann.

Bewegungsebene: Schritt nach vorn auf der Sagittalebene.

Besondere Hinweise

Die Selbstbehandlung wird ohne Schuhe durchgeführt. Stehen Sie gerade, aber nicht steif. Der Schritt nach vorn soll weder zu lang noch zu kurz sein. Am besten ist ein normaler Schritt, bei dem die Ferse des nach vorn gestellten Fußes einige Zentimeter vor den Zehen des hinteren liegt. Wichtig ist, daß das Gewicht gleichmäßig auf beiden Beinen ruht. Bei korrekter Anwendung verspüren Sie normalerweise ein leichtes Ziehen in Wade und Kniekehle des hinteren Beins, das gestreckt sein muß. Um eine bessere Stabilität zu erreichen, ist es ratsam, sich neben einen Tisch zu stellen. Achten Sie aber darauf, daß Sie gerade stehen und sich nicht zum Tisch drehen.

Die Selbstbehandlung KRANICH wird höchstens einmal am Tag ausgeführt.

Anmerkung: Unsere Beobachtungen haben gezeigt, daß bei dem weitaus größten Teil von Rechtshändern der KRANICH entsprechend den weißen Figuren (rechtes Bein hinten) angezeigt ist.

TEST vor Ausführung der Selbstbehandlung KRANICH

Ausgangsstellung beim Test: Ohne Schuhe aufrecht, aber nicht steif stehen.

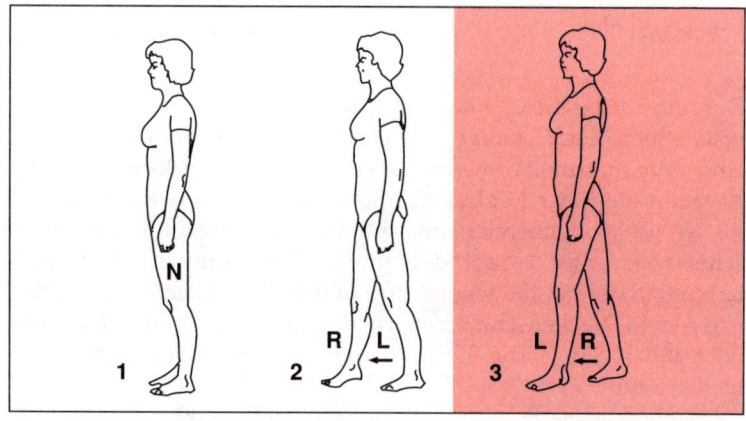

- Einen Schritt mit dem rechten Bein nach vorn machen, linkes Bein dahinter. Gewicht gleichmäßig auf beide Beine verteilen (weiße Figur).
- In die Ausgangsstellung zurückkehren.
- Mit dem linken Bein einen Schritt nach vorn machen, rechtes Bein dahinter. Gewicht gleichmäßig auf beide Beine verteilen (roséfarbene Figur).

Testergebnis A

Wenn der Schritt mit dem *rechten* Bein nach vorn (weiße Figur) Beschwerden oder Schmerzen verursacht oder verschlimmert hat, führen Sie die Selbstbehandlung folgendermaßen aus:

1. Ausgangsstellung: Ohne Schuhe, aufrecht, aber nicht steif stehen.
2. Einen normalen, nicht zu großen Schritt mit dem *linken* Bein nach vorn machen, das rechte Bein dahinter. Das Gewicht auf beide Beine gleichmäßig verteilen. In dieser Stellung verharren und 5 komplette Zilgrei-Atmungszyklen durchführen: Einatmen – 5 Sekunden Pause, ausatmen – 5 Sekunden Pause, insgesamt fünfmal wiederholen.
3. Nach Abschluß der 5 Atmungszyklen in die Ausgangsstellung zurückkehren, indem Sie das rechte Bein nach vorn stellen.
DIE SELBSTBEHANDLUNG IST BEENDET.

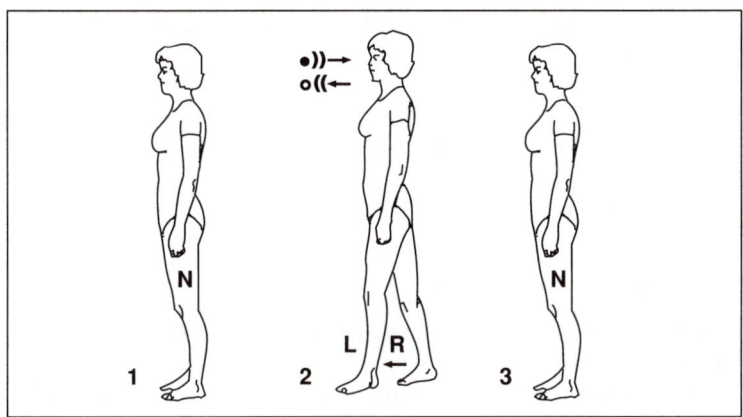

Testergebnis B

Wenn Ihre Beschwerden oder Schmerzen auftreten oder sich verschlimmern, wenn Sie das *linke* Bein nach vorn stellen (roséfarbene
Figur), führen Sie die Selbstbehandlung folgendermaßen aus:

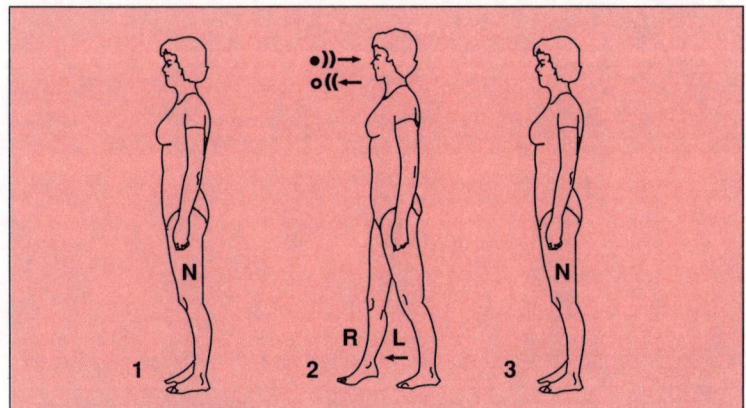

1. Ausgangsstellung: Ohne Schuhe, aufrecht, aber nicht steif stehen.
2. Mit dem *rechten* Bein einen normalen, nicht zu langen Schritt
   nach vorn machen (roséfarbene Figuren), das linke Bein bleibt
   dahinter. Das Gewicht auf beide Beine gleichmäßig verteilen. In

dieser Stellung verharren und 5 komplette Zilgrei-Atmungszyklen durchführen: Einatmen – 5 Sekunden Pause, ausatmen –
5 Sekunden Pause, insgesamt fünfmal wiederholen.
3. Nach Abschluß der 5 Atmungszyklen kehren Sie in die Ausgangsstellung zurück, indem Sie das linke Bein nach vorn
stellen.
DIE SELBSTBEHANDLUNG IST BEENDET.

KRANICH zur Nachsorge

Um Ihren wiedergewonnenen Gesundheitszustand beizubehalten
und zu vermeiden, daß sich neue Beschwerden einstellen, führen
Sie den KRANICH ein- bis zweimal pro Woche genauso aus wie bei
der Selbstbehandlung.

Die Selbstbehandlung WALDKAUZ hilft bei Kopf- und Hinterhaupt-schmerzen, bei Beschwerden und Schmerzen im Kiefergelenk und/oder in der Halswirbelsäule mit eventueller Ausstrahlung in die Schultern. Sie wirkt ausgezeichnet bei Kopfschmerzen, die sich anfühlen, als hätte man einen Eisenring um den Kopf, und bei jenen, die von Übelkeit begleitet sind. Außerdem wird sie einge-setzt bei Ohrensausen, Gleichgewichtsstörungen, Schwindelgefühl und Seekrankheit.

Bewegungsebene: Leichtes Ziehen der Ohren auf der Sagittal-ebene.

Besondere Hinweise

Am besten führen Sie die Selbstbehandlung im Sitzen aus. Wichtig ist, daß die Ohren nur sehr zart und keinesfalls mit Kraft gezogen werden. Achten Sie besonders darauf, daß die Zugrichtung genau entgegengesetzt ist, das heißt *nur* nach oben und unten.

Wir empfehlen Ihnen die Anwendung des WALDKAUZ, wenn Sie akute Kopfschmerzen haben, denn meist verspürt man erst dann einen subjektiven Unterschied beim Test. Das heißt allerdings nicht, daß Sie diese Selbstbehandlung nicht auch zur Prophylaxe anwenden können. Testen Sie dann einfach, welche Zugrichtung Ihnen angenehmer ist.

TEST vor Ausführung der Selbstbehandlung WALDKAUZ

Ausgangsstellung für den Test: Aufrecht, jedoch entspannt sitzen oder stehen.

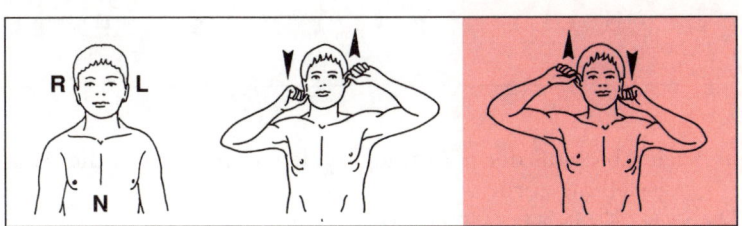

- Weiße Figur: Ergreifen Sie mit zwei Fingern der rechten Hand das rechte Ohrläppchen und mit zwei Fingern der linken Hand den oberen Rand des linken Ohrs und ziehen Sie nun gleichzeitig sanft das rechte Ohr nach unten und das linke nach oben.
- Kehren Sie in die Ausgangsstellung zurück.
- Roséfarbene Figur: Wechseln Sie die Handstellung, und ziehen Sie nun das rechte Ohr leicht nach oben und gleichzeitig das linke sanft nach unten.

Testergebnis A

Wenn Ihre Beschwerden beim Ziehen des *rechten* Ohrs nach *unten* und des *linken* nach *oben* (weiße Figur) etwas nachlassen, verfahren Sie bei der Selbstbehandlung genauso, und zwar:

1. Ausgangsstellung: Sitzen Sie aufrecht, aber nicht steif.
2. Wie in der weißen Testfigur fassen Sie mit Daumen und Zeigefinger der rechten Hand das rechte Ohrläppchen und mit Daumen und Zeigefinger der linken Hand den oberen Rand des linken Ohrs und ziehen Sie gleichzeitig sanft das *rechte* Ohr nach *unten* und das *linke* nach *oben*. Verharren Sie in dieser Stellung, und führen Sie 5 komplette Zilgrei-Atmungszyklen durch: Einatmen – 5 Sekunden Pause, ausatmen – 5 Sekunden Pause, insgesamt fünfmal wiederholen.

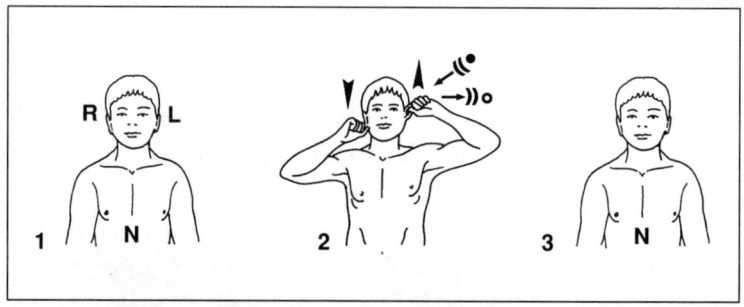

3. Nach Abschluß der 5 Atmungszyklen kehren Sie in die Ausgangsstellung zurück.
DIE SELBSTBEHANDLUNG IST BEENDET.

Testergebnis B

Wenn Ihre Beschwerden beim Ziehen des *rechten* Ohrs nach *oben* und des *linken* nach *unten* leicht nachlassen, verfahren Sie genauso wie in der roséfarbenen Testabbildung:

1. Ausgangsstellung: Sitzen Sie aufrecht und entspannt.
2. Ergreifen Sie mit Daumen und Zeigefinger der rechten Hand den oberen Rand des rechten Ohrs und mit jenen der linken das Ohrläppchen des linken Ohrs, und ziehen Sie nun sanft das *rechte* Ohr nach *oben* und das *linke* nach *unten*. Verharren Sie in dieser Stellung, und führen Sie 5 Zilgrei-Atmungszyklen durch: Einatmen – 5 Sekunden Pause, ausatmen – 5 Sekunden Pause, insgesamt fünfmal wiederholen.

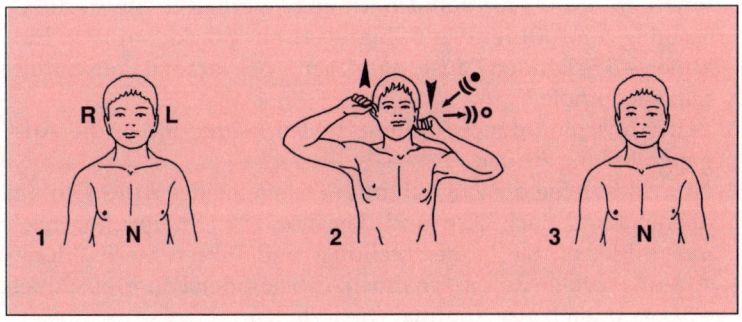

3. Nach Abschluß der 5 Atmungszyklen kehren Sie in die Ausgangsstellung zurück.
DIE SELBSTBEHANDLUNG IST BEENDET.

Der WALDKAUZ zur Nachsorge und als Prophylaxe

Führen Sie diese Selbstbehandlung zwei- bis dreimal pro Woche zur Beibehaltung Ihres wiedergewonnenen Gesundheitszustands oder als Prophylaxe aus. Nutzen Sie dabei die Anwendungsform A, wenn Sie zur Selbstbehandlung die weißen Figuren, und B, wenn Sie die roséfarbenen befolgt haben.

Anwendungsform A

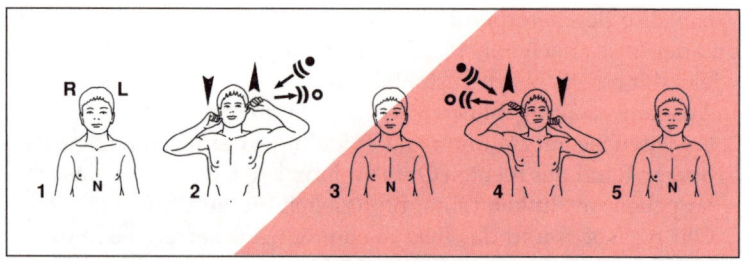

1. Ausgangsstellung: Aufrecht, aber entspannt sitzen.
2. Ziehen Sie mit Daumen und Zeigefinger der rechten Hand das *rechte* Ohrläppchen nach *unten* und mit der anderen Hand das *linke* Ohr am oberen Rand nach *oben*. Verharren Sie in dieser Stellung, und führen Sie 5 Zilgrei-Atmungszyklen durch: Einatmen – 5 Sekunden Pause, ausatmen – 5 Sekunden Pause, fünfmal wiederholen.
3. Nach Abschluß der 5 Atmungszyklen kehren Sie in die Ausgangsstellung zurück.
4. Nun ändern Sie die Zugrichtung: Ziehen Sie das *rechte* Ohr am oberen Rand nach *oben* und das *linke* am Ohrläppchen nach *unten*. Bleiben Sie in der Stellung, und führen Sie 5 Zilgrei-Atmungszyklen durch: Einatmen – 5 Sekunden Pause, ausatmen – 5 Sekunden Pause, fünfmal wiederholen.
5. Schließen Sie die Selbstbehandlung nach den 5 Atmungszyklen ab, indem Sie in die Ausgangsstellung zurückkehren.

Anwendungsform B

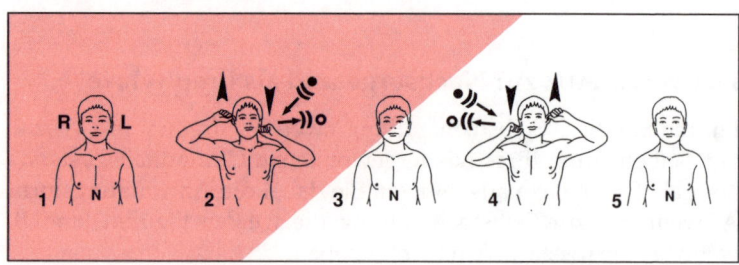

1. Ausgangsstellung: Aufrecht und entspannt sitzen.
2. Diesmal ziehen Sie zuerst das *rechte* Ohr nach *oben* und das *linke* nach *unten;* führen Sie in dieser Stellung 5 Zilgrei-Atmungszyklen durch: Einatmen – 5 Sekunden Pause, ausatmen – 5 Sekunden Pause, fünfmal wiederholen.
3. Nach Abschluß der 5 Atmungszyklen kehren Sie in die Ausgangsstellung zurück.
4. Jetzt ziehen Sie das *rechte* Ohr nach *unten* und das *linke* nach *oben* und führen wieder die üblichen 5 Zilgrei-Atmungszyklen durch: Einatmen – 5 Sekunden Pause, ausatmen – 5 Sekunden Pause, fünfmal wiederholen.
5. Nach Abschluß der 5 Atmungszyklen kehren Sie in die Ausgangsstellung zurück.

Rußalbatros

Die Selbstbehandlung RUSSALBATROS wird zur Linderung und Beseitigung von Kopfschmerzen eingesetzt, besonders solchen, die man im Bereich der Schädeldecke verspürt und die manchmal zu den Schläfen oder zur Stirn hin ausstrahlen. Sie ist auch angezeigt bei streßbedingten Kopfschmerzen, Nervosität und Spannung.

Besondere Hinweise

Die Selbstbehandlung kann im Stehen, Sitzen oder in Rückenlage auf einer einigermaßen harten Liegefläche, ohne Kopfkissen ausgeübt werden. Kopf, Nacken und Rumpf müssen dabei so entspannt wie möglich bleiben.

Die Wirksamkeit der Selbstbehandlung ergibt sich aus den winzigen Mikrobewegungen der Schädelknochen, die durch einen äußerst sanften Druck bzw. Zug zustande kommen.

TEST vor Ausübung der Selbstbehandlung
RUSSALBATROS

Ausgangsstellung für den Test: Aufrecht und entspannt sitzen oder stehen, oder in Rückenlage auf einer harten Unterlage. Legen

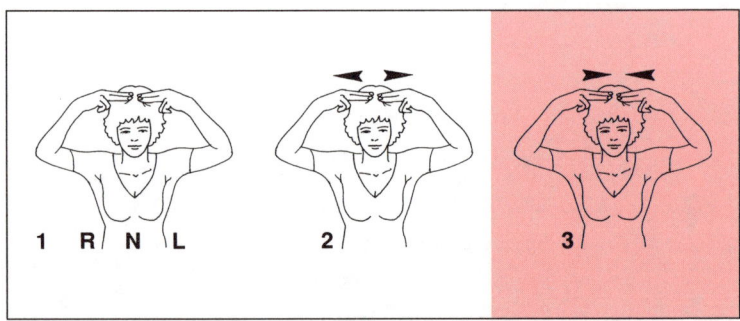

Sie die Fingerkuppen der beiden Zeige- und Mittelfinger auf die Schädeldecke, und zwar so, daß die Hände zueinander weisen.

- Weiße Figur: Üben Sie mit beiden Händen einen leichten Druck aus, und ziehen Sie gleichzeitig die Kopfhaut sanft auseinander.
- Kehren Sie in die Ausgangsstellung zurück.
- Roséfarbene Figur: Üben Sie den gleichen leichten Druck wie vorher aus, aber diesmal schieben Sie die Kopfhaut zusammen.

Testergebnis A

Wenn Ihnen das Auseinanderziehen der Kopfhaut (weiße Figur) Unbehagen oder Schmerzen bereitet, oder wenn sich dabei Ihre Beschwerden verschlimmern, führen Sie die Selbstbehandlung folgendermaßen aus:

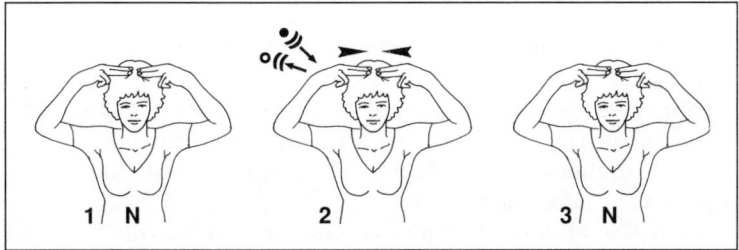

1. Ausgangsstellung: Aufrecht und entspannt stehen oder sitzen, oder in Rückenlage auf einer harten Liegefläche liegen. Genau wie beim Test die Finger auf die Schädeldecke legen.
2. Üben Sie einen leichten Druck aus, und schieben Sie gleichzeitig die Kopfhaut etwas zusammen. Verharren Sie in dieser Stellung und führen Sie 5 komplette Zilgrei-Atmungszyklen durch: Einatmen – 5 Sekunden Pause, ausatmen – 5 Sekunden Pause, insgesamt fünfmal wiederholen.
3. Nach Abschluß der 5 Atmungszyklen lassen Sie Druck und Schub nach und senken die Arme.
DIE SELBSTBEHANDLUNG IST BEENDET.

Testergebnis B

Wenn Ihnen das Zusammenschieben der Kopfhaut (roséfarbene Figur) Beschwerden verursacht oder Ihre Schmerzen verschlimmert, verfahren Sie wie folgt:

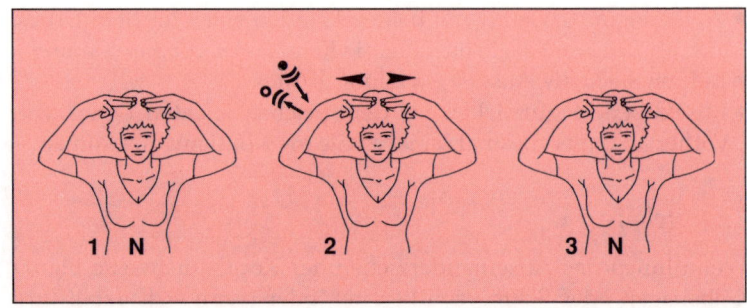

1. Ausgangsstellung: Aufrecht und entspannt stehen oder sitzen, oder in Rückenlage auf einer harten Liegefläche liegen. Genau wie beim Test die Finger auf die Schädeldecke legen.
2. Indem Sie einen leichten Druck ausüben, ziehen Sie die Kopfhaut etwas auseinander. Bleiben Sie in dieser Stellung, und führen Sie 5 komplette Zilgrei-Atmungszyklen durch: Einatmen – 5 Sekunden Pause, ausatmen – 5 Sekunden Pause, insgesamt fünfmal wiederholen.
3. Nach Abschluß der 5 Atmungszyklen lassen Sie wieder locker und senken die Arme.

DIE SELBSTBEHANDLUNG IST BEENDET.

Der RUSSALBATROS zur Nachsorge und Prophylaxe

Wenn Sie diese Selbstbehandlung entspannend finden und das Gefühl haben, daß sie Ihre Streßsymptome lindert, wenden Sie sie zwei- bis dreimal pro Woche an. Am besten wählen Sie Anwendungsform A, wenn Sie zur Behandlung die weißen Figuren befolgt haben, und Anwendungsform B, wenn Sie sich nach den roséfarbenen Figuren gerichtet haben.

Anwendungsform A

1. Ausgangsstellung.
2. Schieben Sie mit leichtem Druck die Kopfhaut zusammen; verharren Sie in der Stellung, und führen Sie 5 komplette Zilgrei-

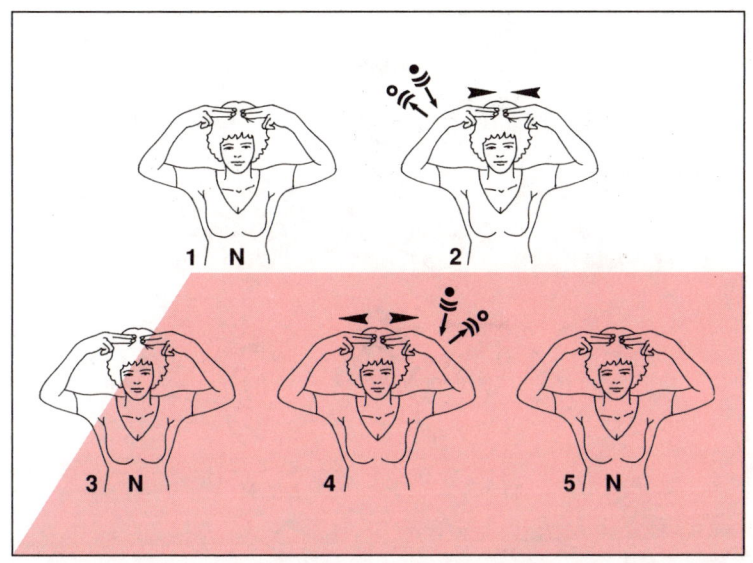

Atmungszyklen durch: Einatmen – 5 Sekunden Pause, ausatmen – 5 Sekunden Pause, insgesamt fünfmal wiederholen.

3. Nach den 5 Atmungszyklen lassen Sie den Druck nach.
4. Nun drücken Sie wieder leicht und ziehen gleichzeitig die Kopfhaut etwas auseinander. Bleiben Sie in der Stellung, und führen Sie wieder 5 komplette Zilgrei-Atmungszyklen durch: Einatmen – 5 Sekunden Pause, ausatmen – 5 Sekunden Pause, insgesamt fünfmal wiederholen.
5. Nach Abschluß der 5 Atmungszyklen kehren Sie in die Ausgangsstellung zurück und senken die Arme.

Anwendungsform B

1. Ausgangsstellung.
2. Diesmal beginnen Sie die Selbstbehandlung mit dem Auseinanderziehen der Kopfhaut. Führen Sie 5 komplette Zilgrei-Atmungszyklen durch: Einatmen – 5 Sekunden Pause, ausatmen – 5 Sekunden Pause, insgesamt fünfmal wiederholen.

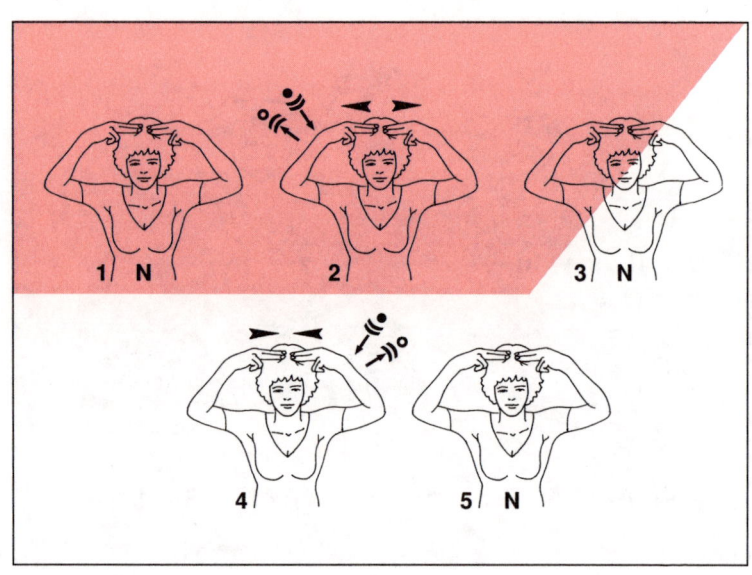

3. Lassen Sie in der neutralen Stellung den Druck nach.
4. Jetzt drücken Sie wieder leicht und schieben die Kopfhaut zusammen. Verbleiben Sie so, und führen Sie wieder 5 komplette Zilgrei-Atmungszyklen durch: Einatmen – 5 Sekunden Pause, ausatmen – 5 Sekunden Pause.
5. Beenden Sie die Selbstbehandlung, indem Sie den Druck nachlassen und die Arme senken.

Raubwürger *Selbstbehandlung Nr. 2344*

Diese Selbstbehandlung wirkt besonders bei Kopfschmerzen, die häufig von Hinterhaupt- oder Nackenschmerzen begleitet sind, sowie bei solchen, die beim Nach-unten- oder -oben-Blicken, oder beim Heben und Senken des Kopfes zunehmen. Außerdem dient sie der Mobilisierung der ersten beiden Halswirbel, Atlas und Axis.

Bewegungsebene: Minimales Beugen und Strecken des Kopfes nach vorn und hinten auf der Sagittalebene.

Besondere Hinweise

Die Selbstbehandlung wird im Stehen oder Sitzen ausgeführt, wie immer aufrecht, jedoch entspannt. Beim Nach-vorn-Beugen des Kopfes strecken Sie die Zunge so weit wie möglich heraus, als wollten Sie mit der Zungenspitze das Kinn berühren. Beim Nach-hinten-Strecken schließen Sie den Mund, rollen die Zunge so weit wie möglich nach hinten und drücken die Zungenspitze gegen den Gaumen.

Das Ausmaß der Kopfbewegung ist minimal und beträgt etwa fünf Grad. Eigentlich sollte sich nur der Kopf bewegen, nicht aber der Hals. Üben Sie diese Bewegung, indem Sie mit der rechten Hand den Nacken stützen. Heben und senken Sie nur leicht das Kinn, und achten Sie darauf, daß Sie die Halsmuskeln nicht verspannen.

Meist ist der Test erst bei akuten Kopfschmerzen aussagefähig, weil dann spürbare Unterschiede bei den Kopfbewegungen nach vorn und hinten feststellbar sind.

TEST vor Anwendung der Selbstbehandlung
RAUBWÜRGER

Ausgangsstellung für den Test: Aufrecht, aber entspannt sitzen oder stehen.

• Weiße Figur: Den Kopf langsam und nur wenig nach hinten strecken, indem Sie das Kinn leicht heben.

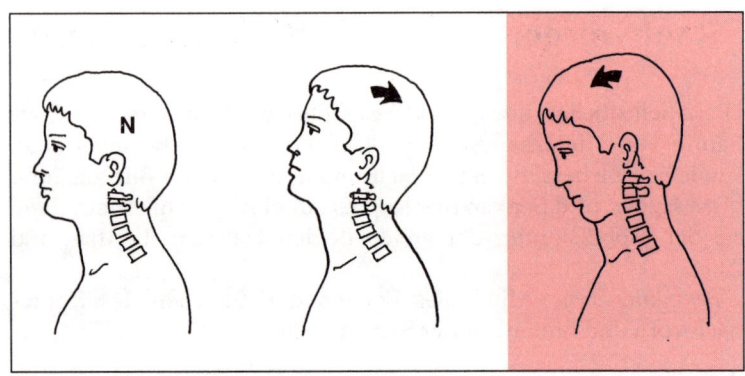

- In die Ausgangsstellung zurückkehren.
- Roséfarbene Figur: Den Kopf langsam, etwa fünf Grad nach vorn beugen, indem Sie das Kinn dem Hals nähern.

Testergebnis A

Wenn beim Strecken nach *hinten* (weiße Figur) Unbehagen oder Schmerzen auftreten, oder sich verschlimmern, führen Sie die Selbstbehandlung wie folgt aus:

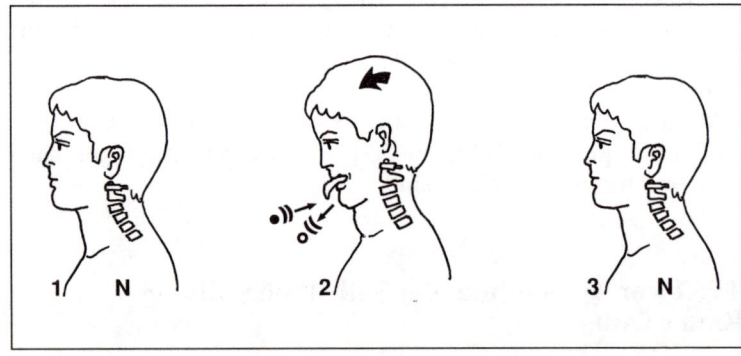

1. Ausgangsstellung: Aufrecht und entspannt sitzen oder stehen.
2. Beugen Sie den Kopf leicht nach vorn (Kinn zum Hals hin), und strecken Sie dabei so weit wie möglich die Zunge heraus, als

wollten Sie mit der Zungenspitze das Kinn berühren. Verharren Sie in dieser Stellung, und führen Sie 5 komplette Zilgrei-Atmungszyklen durch (atmen Sie dabei möglichst durch die Nase): Einatmen – 5 Sekunden Pause, ausatmen – 5 Sekunden Pause, insgesamt fünfmal wiederholen.

3. Nach Abschluß der 5 Atmungszyklen kehren Sie in die Ausgangsstellung zurück.

DIE SELBSTBEHANDLUNG IST BEENDET.

Testergebnis B

Wenn Ihre Beschwerden sich beim Beugen nach *vorn* (roséfarbene Figur) einstellen oder verschlimmern, oder wenn diese Bewegung beschwerlich ist, führen Sie die Selbstbehandlung wie folgt aus:

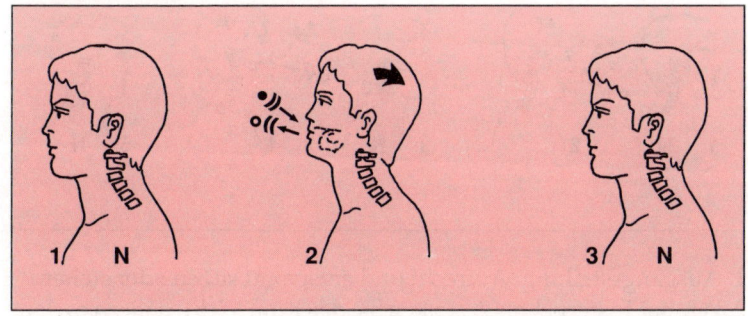

1. Ausgangsstellung: Aufrecht und entspannt sitzen oder stehen.
2. Strecken Sie den Kopf langsam und nur wenig nach hinten, indem Sie das Kinn leicht anheben. Halten Sie den Mund dabei geschlossen, rollen Sie die Zunge so weit wie möglich (ohne zu forcieren) nach hinten, so daß die Zungenspitze den Gaumen berührt. Verharren Sie in dieser Stellung, und führen Sie 5 komplette Zilgrei-Atmungszyklen durch: Einatmen – 5 Sekunden Pause, ausatmen – 5 Sekunden Pause, insgesamt fünfmal wiederholen.
3. Nach Abschluß der 5 Atmungszyklen kehren Sie in die Ausgangsstellung zurück.

DIE SELBSTBEHANDLUNG IST BEENDET.

Der RAUBWÜRGER zur Nachsorge und als Prophylaxe

Wenn Ihre Beschwerden ganz verschwunden sind und Sie das Gefühl haben, daß Ihr Kopf und die Halswirbelsäule dadurch freier und beweglicher geworden sind, ist es sinnvoll, diese Selbstbehandlung in das Nachsorgeprogramm aufzunehmen. Führen Sie sie zwei- bis dreimal pro Woche durch, und wählen Sie Anwendungsform A, wenn Sie zur Selbstbehandlung die weißen Figuren, und B, wenn Sie zuvor die roséfarbenen Figuren befolgt haben.

Anwendungsform A

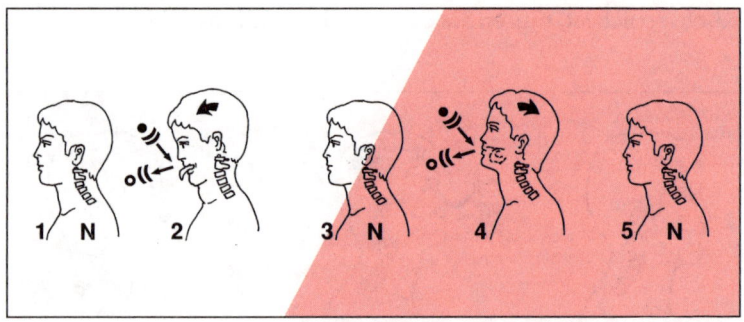

1. Ausgangsstellung: Aufrecht und entspannt sitzen oder stehen.
2. Wie bei Testergebnis A senken Sie das Kinn leicht, nähern es dem Hals und strecken dabei die Zunge möglichst weit heraus. Bleiben Sie in der Stellung, und führen Sie 5 komplette Zilgrei-Atmungszyklen durch: Einatmen – 5 Sekunden Pause, ausatmen – 5 Sekunden Pause, insgesamt fünfmal wiederholen.
3. Kehren Sie in die Ausgangsstellung zurück.
4. Strecken Sie nun den Kopf leicht nach hinten, indem Sie das Kinn anheben. Rollen Sie bei geschlossenem Mund die Zunge nach hinten, bis die Zungenspitze den Gaumen berührt. Bleiben Sie in der Stellung, und führen Sie 5 komplette Zilgrei-Atmungszyklen durch: Einatmen – 5 Sekunden Pause, ausatmen – 5 Sekunden Pause, insgesamt fünfmal wiederholen.
5. Beenden Sie die Selbstbehandlung, indem Sie nach Abschluß der 5 Atmungszyklen in die Ausgangsstellung zurückkehren.

Anwendungsform B

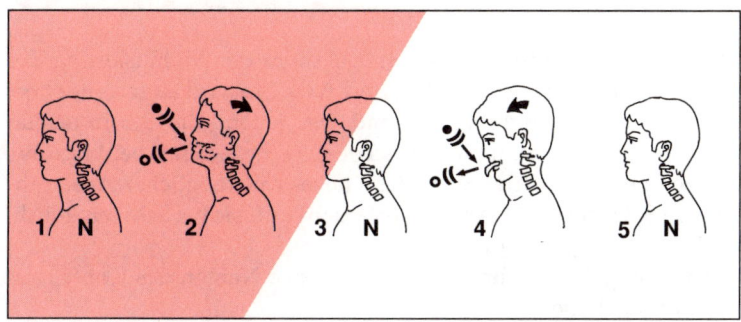

1. Ausgangsstellung: Aufrecht, aber nicht steif sitzen oder stehen.
2. Beginnen Sie langsam die Anwendung, indem Sie zuerst den Kopf nach hinten strecken, die Zunge einrollen, deren Spitze an den Gaumen drücken und in dieser Stellung 5 komplette Zilgrei-Atmungszyklen durchführen: Einatmen – 5 Sekunden Pause, ausatmen – 5 Sekunden Pause, fünfmal wiederholen.
3. Kehren Sie in die Ausgangsstellung zurück.
4. Jetzt nehmen Sie die Gegenstellung ein, indem Sie das Kinn leicht in Richtung Hals senken, dabei die Zunge möglichst weit herausstrecken und die 5 Zilgrei-Atmungszyklen durchführen: Einatmen – 5 Sekunden Pause, ausatmen – 5 Sekunden Pause, fünfmal wiederholen.
5. Beenden Sie die Selbstbehandlung, indem Sie nach den 5 Atmungszyklen in die Ausgangsstellung zurückkehren.

Gebirgsstelze

Die Selbstbehandlung GEBIRGSSTELZE dient der Mobilisierung der ersten beiden Halswirbel, Atlas und Axis. Sie wird angewendet bei allgemeinen Kopfschmerzen und bei jenen, die an Intensität zunehmen, wenn man nach links oder rechts schaut; bei Migräne, bei Schmerzen auf der Seite des Halses mit möglicher Ausstrahlung in Schultern und Arme. Außerdem hilft sie bei Schweregefühl im Kopf und Ohrensausen.

Bewegungsebene: Sehr geringes seitliches Neigen des Kopfes auf der Frontalebene.

Besondere Hinweise

Die Selbstbehandlung wird im Stehen oder Sitzen ausgeführt. Die seitliche Neigung des Kopfes ist minimal, höchstens etwa fünf Grad. Die Neigung in Abbildung b ist schon zu stark, richtig ist sie, wie in Abbildung c gezeigt. Dabei bleibt der Hals praktisch gerade. Auch bei dieser Selbstbehandlung läßt sich beim Test ein unterschiedliches Empfinden meist erst dann feststellen, wenn die Kopfschmerzen bereits vorhanden sind.

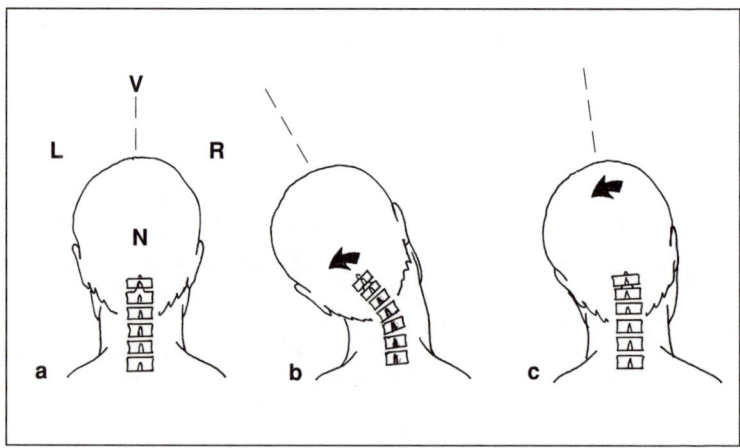

TEST vor Ausführung der Selbstbehandlung
GEBIRGSSTELZE

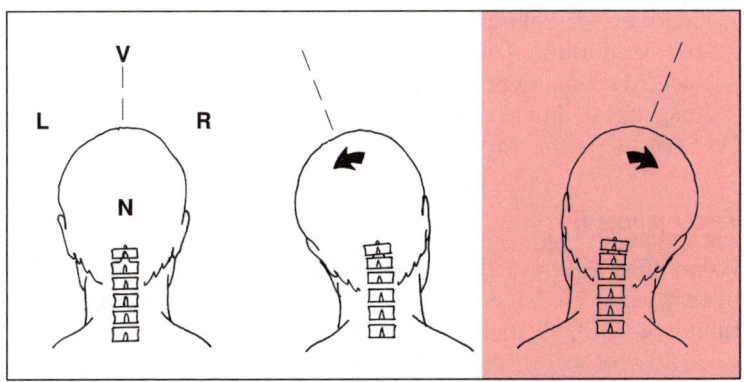

Ausgangsstellung für den Test: Aufrecht, aber nicht steif sitzen oder stehen.

● Weiße Figur: Neigen Sie den Kopf ganz leicht nach links.

● Kehren Sie in die Ausgangsstellung zurück.

● Roséfarbene Figur: Neigen Sie nun den Kopf ein wenig nach rechts.

Testergebnis A

Wenn das Neigen des Kopfes nach *links* (weiße Figur) Schmerzen verursacht oder bereits bestehende Beschwerden verschlimmert, führen Sie die Selbstbehandlung folgendermaßen aus:

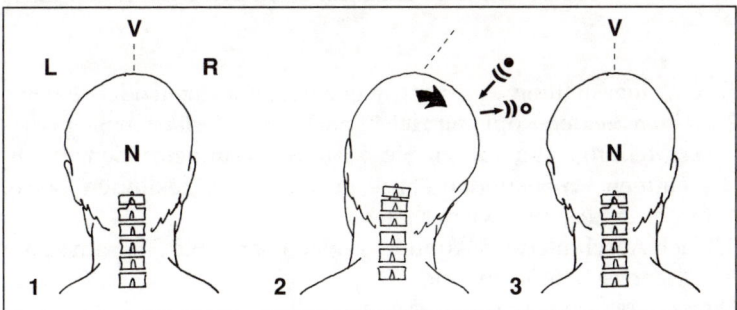

1. Ausgangsstellung: Aufrecht, aber entspannt sitzen oder stehen.
2. Neigen Sie den Kopf ganz leicht nach *rechts*. Verharren Sie in dieser Stellung, und führen Sie 5 Zilgrei-Atmungszyklen durch: Einatmen – 5 Sekunden Pause, ausatmen – 5 Sekunden Pause, insgesamt fünfmal wiederholen.
3. Nach Abschluß der 5 Atmungszyklen kehren Sie langsam in die Ausgangsstellung zurück.
DIE SELBSTBEHANDLUNG IST BEENDET.

Testergebnis B

Wenn Ihre Beschwerden beim Neigen des Kopfes nach *rechts* (roséfarbene Figur) auftreten oder sich dabei verschlimmern, führen Sie die Selbstbehandlung wie folgt aus:

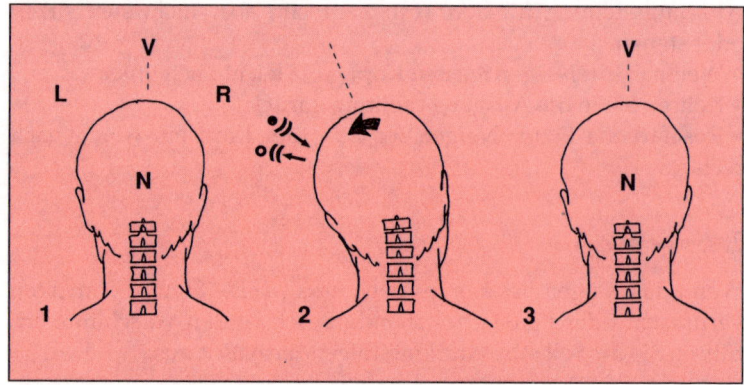

1. Ausgangsstellung: Aufrecht, aber entspannt sitzen oder stehen.
2. Neigen Sie den Kopf ganz leicht nach *links*. Verharren Sie in dieser Stellung, und führen Sie 5 Zilgrei-Atmungszyklen durch: Einatmen – 5 Sekunden Pause, ausatmen – 5 Sekunden Pause, insgesamt fünfmal wiederholen.
3. Nach Abschluß der 5 Atmungszyklen kehren Sie langsam in die Ausgangsstellung zurück.
DIE SELBSTBEHANDLUNG IST BEENDET.

Die GEBIRGSSTELZE zur Nachsorge und als Prophylaxe

Wenn Ihre Schmerzen verschwunden sind und Sie spüren, daß Ihnen diese Selbstbehandlung allgemein guttut, sei es, daß sich Ihr Kopf freier anfühlt, sei es, daß die Halswirbelsäule beweglicher geworden ist, dann sollten Sie ein Nachsorgeprogramm befolgen. Zu diesem Zweck führen Sie die GEBIRGSSTELZE zwei- bis dreimal pro Woche aus, und zwar indem Sie Anwendungsform A wählen, wenn Sie zur Selbstbehandlung die weißen Figuren, und B, wenn Sie zuvor die roséfarbenen Figuren befolgt haben.

Anwendungsform A

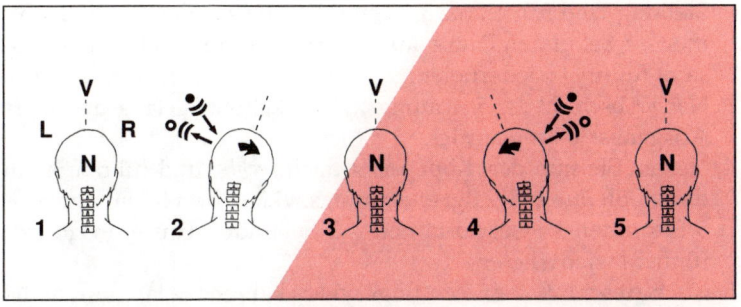

1. Ausgangsstellung.
2. Neigen Sie den Kopf leicht nach *rechts*. Verharren Sie in dieser Stellung, und führen Sie 5 Zilgrei-Atmungszyklen durch: Einatmen – 5 Sekunden Pause, ausatmen – 5 Sekunden Pause, insgesamt fünfmal wiederholen.
3. Nach Abschluß der 5 Atmungszyklen kehren Sie langsam in die Ausgangsstellung zurück.
4. Neigen Sie nun den Kopf nur wenig nach *links*, verharren Sie in dieser Stellung, und führen Sie 5 Zilgrei-Atmungszyklen durch: Einatmen – 5 Sekunden Pause, ausatmen – 5 Sekunden Pause, insgesamt fünfmal wiederholen.
5. Nach Abschluß der 5 Atmungszyklen kehren Sie langsam in die Ausgangsstellung zurück.

Anwendungsform B

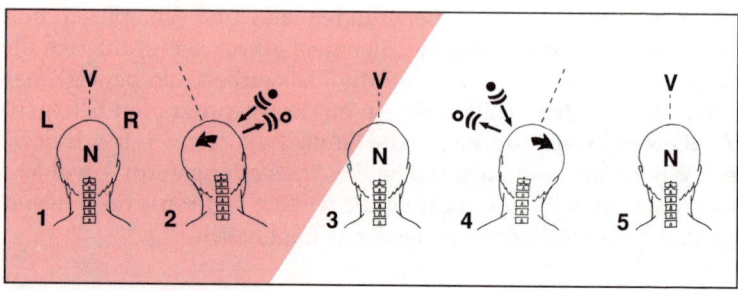

1. Ausgangsstellung.
2. Neigen Sie den Kopf ganz leicht nach *links*, bleiben Sie in dieser Stellung, und führen Sie 5 Zilgrei-Atmungszyklen durch: Einatmen – 5 Sekunden Pause, ausatmen – 5 Sekunden Pause, insgesamt fünfmal wiederholen.
3. Nach Abschluß der 5 Atmungszyklen kehren Sie langsam in die Ausgangsstellung zurück.
4. Neigen Sie nun den Kopf leicht nach *rechts*, und führen Sie in dieser Stellung 5 Zilgrei-Atmungszyklen durch: Einatmen – 5 Sekunden Pause, ausatmen – 5 Sekunden Pause, insgesamt fünfmal wiederholen.
5. Nach Abschluß der 5 Atmungszyklen kehren Sie langsam in die Ausgangsstellung zurück.

Die Selbstbehandlung KÖNIGSFALKE mobilisiert die ersten beiden Halswirbel, Atlas und Axis, wirkt bei allgemeinen Kopfschmerzen, insbesondere bei jenen, die von Nackenschmerzen begleitet sind. Außerdem hilft sie ausgezeichnet bei Kopfweh, bei dem das Drehen des Kopfes nach rechts oder links Schwindelgefühl oder Übelkeit auslöst.

Bewegungsebene: Drehen des Kopfes auf der Horizontalebene.

Besondere Hinweise

Die Selbstbehandlung wird im Stehen oder Sitzen ausgeführt. Wichtig ist, daß Sie darauf achten, daß die Drehung nur minimal ist, also nicht wie in Abbildung b, weil sich dabei der ganze Hals dreht, sondern wie in Abbildung c, wo sich praktisch nur der Kopf geringfügig dreht. Nicht die große Bewegung bringt die Wirkung, sondern die korrekt ausgeführte. Allerdings dadurch, daß die Bewegung so gering ist, läßt sich praktisch nur bei einem akuten Kopfschmerzanfall eine unterschiedliche Empfindsamkeit bei der Kopfdrehung im Test feststellen.

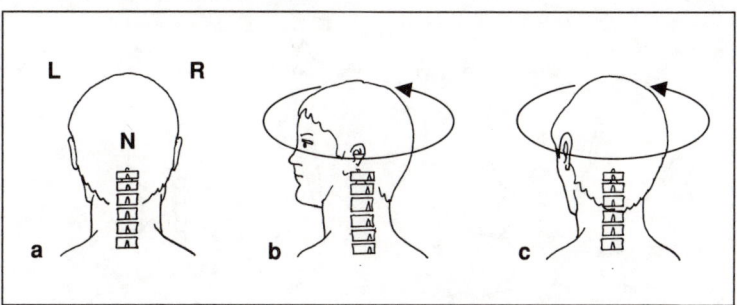

TEST vor Ausführung der Selbstbehandlung

KÖNIGSFALKE

Ausgangsstellung für den Test: Aufrecht und entspannt stehen oder sitzen.

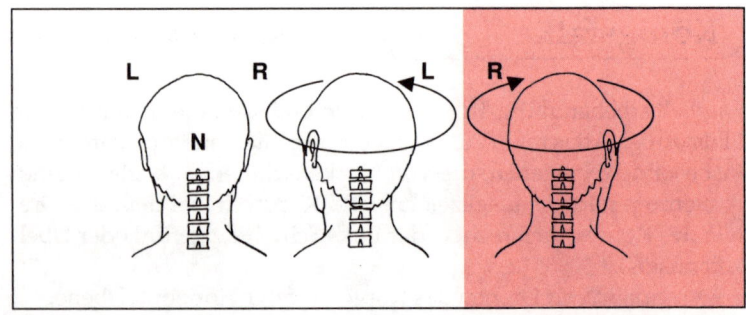

- Weiße Figur: Drehen Sie möglichst *nur den Kopf* ein klein wenig nach links.
- Kehren Sie in die Ausgangsstellung zurück.
- Roséfarbene Figur: Drehen Sie möglichst *nur den Kopf* etwas nach rechts.

Testergebnis A

Wenn bei der *Linksdrehung* (weiße Figur) Schmerzen oder Beschwerden auftreten oder zunehmen, führen Sie die Selbstbehandlung folgendermaßen aus:

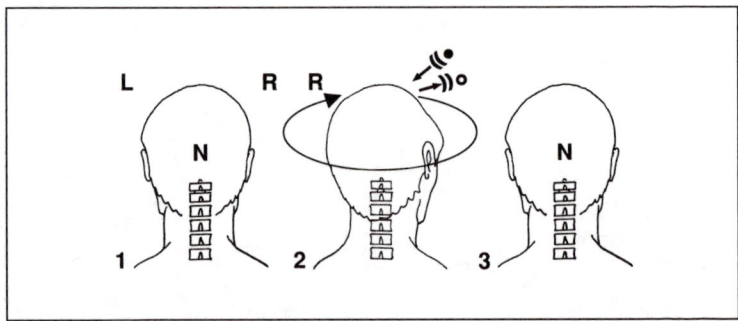

1. Ausgangsstellung: Aufrecht und entspannt stehen oder sitzen.
2. Drehen Sie langsam möglichst nur den Kopf ein wenig nach *rechts*. Bleiben Sie in dieser Stellung, und führen Sie 5 Zilgrei-Atmungszyklen durch: Einatmen – 5 Sekunden Pause, ausatmen – 5 Sekunden Pause, fünfmal wiederholen.

3. Nach Abschluß der 5 Atmungszyklen kehren Sie langsam in die
   Ausgangsstellung zurück.
   DIE SELBSTBEHANDLUNG IST BEENDET.

Testergebnis B

Wenn die *Rechtsdrehung* (roséfarbene Figur) Beschwerden verursacht oder verschlimmert, führen Sie die Selbstbehandlung wie
folgt aus:

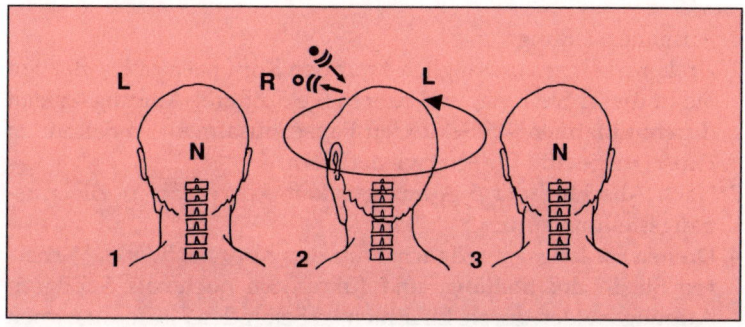

1. Ausgangsstellung: Aufrecht und entspannt sitzen oder stehen.
2. Drehen Sie langsam möglichst nur den Kopf ein wenig nach
   links. Verharren Sie in dieser Stellung, und führen Sie 5 Zilgrei-
   Atmungszyklen durch: Einatmen – 5 Sekunden Pause, ausatmen
   – 5 Sekunden Pause, fünfmal wiederholen.
3. Nach Abschluß der 5 Atmungszyklen kehren Sie langsam in die
   Ausgangsstellung zurück.
   DIE SELBSTBEHANDLUNG IST BEENDET.

Der KÖNIGSFALKE zur Nachsorge und als Prophylaxe

Führen Sie den KÖNIGSFALKEN zwei- bis dreimal pro Woche aus,
um zu verhindern, daß Ihre alten Beschwerden wieder auftreten.
Wählen Sie Anwendungsform A, wenn Sie vorher die weißen
Figuren befolgt haben, und B, wenn Sie sich zur Selbstbehandlung
nach den roséfarbenen Figuren gerichtet haben.

Anwendungsform A

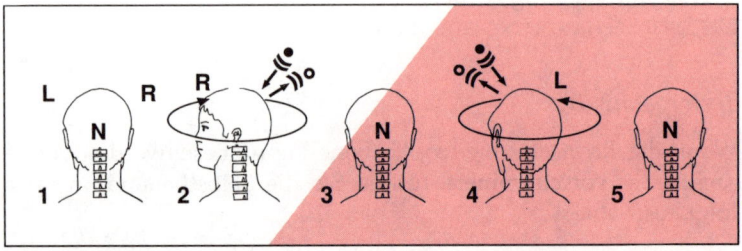

1. Ausgangsstellung.
2. Drehen Sie langsam möglichst nur den Kopf nach *rechts*. Bleiben Sie in dieser Stellung, und führen Sie 5 Zilgrei-Atmungszyklen durch: Einatmen – 5 Sekunden Pause, ausatmen – 5 Sekunden Pause, insgesamt fünfmal wiederholen.
3. Nach Abschluß der 5 Atmungszyklen kehren Sie in die Ausgangsstellung zurück.
4. Drehen Sie langsam möglichst nur den Kopf nach *links*. Verharren Sie in der Stellung, und führen Sie nochmals 5 Zilgrei-Atmungszyklen durch: Einatmen – 5 Sekunden Pause, ausatmen – 5 Sekunden Pause, fünfmal wiederholen.
5. Nach Abschluß der 5 Atmungszyklen kehren Sie langsam in die Ausgangsstellung zurück.

Anwendungsform B

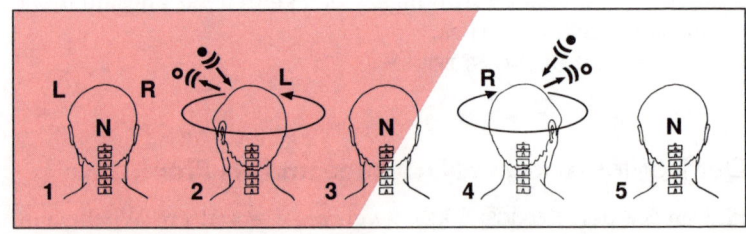

1. Ausgangsstellung.
2. Drehen Sie langsam den Kopf ganz leicht nach *links*. Halten Sie die Stellung, und führen Sie 5 Zilgrei-Atmungszyklen durch:

124

Einatmen – 5 Sekunden Pause, ausatmen – 5 Sekunden Pause, fünfmal wiederholen.

3. Nach Abschluß der 5 Atmungszyklen kehren Sie langsam in die Ausgangsstellung zurück.

4. Drehen Sie nun den Kopf ganz leicht nach *rechts*, und führen Sie in dieser Stellung 5 Zilgrei-Atmungszyklen durch: Einatmen – 5 Sekunden Pause, ausatmen – 5 Sekunden Pause, fünfmal wiederholen.

5. Nach Abschluß der 5 Atmungszyklen kehren Sie langsam in die Ausgangsstellung zurück.

Die Selbstbehandlung BERGFINK dient der Linderung von Kopfschmerzen, besonders jener, die im Bereich der Schläfen und über den Augen auftreten. Außerdem ist sie sehr wirksam in Fällen, bei denen Kopfschmerzen von Schmerzen und Beschwerden im Kreuz-/Lendenwirbelbereich begleitet sind.
Bewegungsebene: Einwirkung auf die Schläfenbeine auf der Sagittalebene.

Besondere Hinweise

Die Selbstbehandlung kann im Sitzen, Stehen oder in Rückenlage auf einer harten Liegefläche ausgeführt werden. In letzterem Fall müssen dabei Kopf, Nacken und Rumpf so entspannt wie möglich sein. Die Handballen werden über den Ohren auf die Schläfenbeine gelegt, wobei die Finger dann zur Schädeldecke zeigen. Achtung: Vorher Brille abnehmen! Die Hände werden beim Test und bei der Selbstbehandlung in entgegengesetzter Richtung zueinander verdreht, aber nur leicht und wenig – nur so viel, daß sich die Kopfhaut leicht in der angegebenen Richtung verschiebt. Auf keinen Fall dürfen Sie gegen die Schädelbeine drücken. Der BERGFINK wird höchstens einmal am Tag angewendet.

Wir konnten beobachten, daß für Rechtshänder meist die Anwendungsform gemäß den weißen Figuren angezeigt ist: Drehung der rechten Hand nach hinten und der linken nach vorn.

TEST vor Ausübung der Selbstbehandlung BERGFINK

Ausgangsstellung für den Test: Aufrecht, aber nicht steif sitzen oder stehen, oder in Rückenlage auf einer harten Liegefläche liegen. Legen Sie die Handballen auf die beiden Schläfenbeine links und rechts oberhalb der Ohren.
- Weiße Figur: Versuchen Sie, die rechte Hand nach vorn (Finger Richtung Gesicht) zu drehen und gleichzeitig die linke nach hinten (Finger Richtung Nacken).
- Kehren Sie in die Ausgangsstellung zurück.

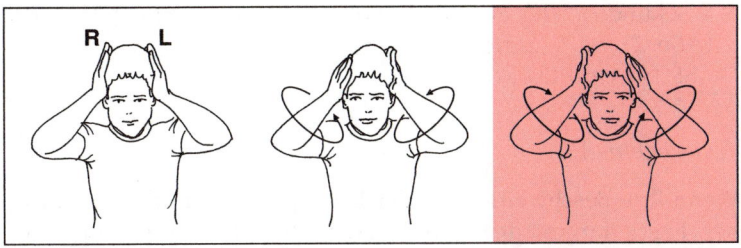

● Roséfarbene Figur: Versuchen Sie nun, die rechte Hand nach hinten (Finger Richtung Nacken) und die linke nach vorn (Finger Richtung Gesicht) zu drehen.

Testergebnis A

Wenn Ihre Beschwerden bei der Bewegung wie in der weißen Figur dargestellt (*rechte* Hand nach *vorn, linke* nach *hinten* gedreht) zunehmen, führen Sie die Selbstbehandlung wie folgt aus:

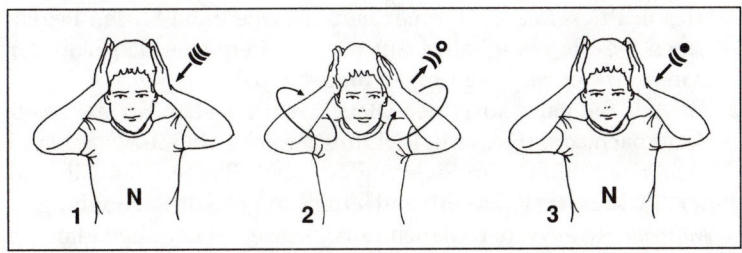

1. Ausgangsstellung: Aufrecht, aber entspannt stehen oder sitzen, oder in Rückenlage auf einer harten Liege ohne Kissen liegen. Legen Sie die Handballen auf die Schläfenbeine überhalb der Ohren. Atmen Sie langsam ein (Bauch raus).
2. *Während* Sie ganz ausatmen (Bauch rein) drehen Sie die Hände in entgegengesetzter Richtung: die *rechte* Hand nach *hinten* (Finger in Richtung Nacken) und die *linke* nach *vorn* (Finger in Richtung Gesicht). Behalten Sie diese Haltung bei, während Sie die Atempause von 5 Sekunden mit entleerter Lunge durchführen.
3. *Während* Sie einatmen (Bauch raus), kehren Sie mit den Händen wieder in die Ausgangsstellung zurück und halten die Luft

5 Sekunden lang an. Wiederholen Sie den gesamten Vorgang (Abb. 2 und 3) insgesamt fünfmal.
DIE SELBSTBEHANDLUNG IST BEENDET.

Testergebnis B

Wenn Ihre Beschwerden bei der Bewegung wie in der roséfarbenen Figur dargestellt (*rechte* Hand nach *hinten, linke* Hand nach *vorn* verdreht) zunehmen, führen Sie die Selbstbehandlung wie folgt aus:

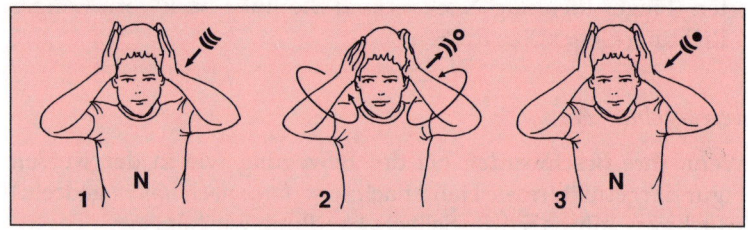

1. Ausgangsstellung: Aufrecht und entspannt sitzen oder stehen, oder in Rückenlage auf einer harten Liege ohne Kissen liegen. Legen Sie die Handballen auf die Schläfenbeine überhalb der Ohren. Atmen Sie langsam ein (Bauch raus).
2. *Während* Sie ganz ausatmen (Bauch rein), drehen Sie die *rechte* Hand nach *vorn* (Finger in Richtung Gesicht) und die *linke* Hand nach *hinten* (Finger in Richtung Nacken). Bleiben Sie während der 5-Sekunden-Pause mit entleerter Lunge in dieser Stellung.
3. *Während* Sie einatmen (Bauch raus), kehren Sie mit den Händen in die Ausgangsstellung zurück, halten Sie die Luft 5 Sekunden lang an.
   Wiederholen Sie den Vorgang (Abb. 2 und 3) insgesamt fünfmal.
DIE SELBSTBEHANDLUNG IST BEENDET.

Der BERGFINK zur Nachsorge

Wenn Sie Ihren wiedergewonnenen Gesundheitszustand beibehalten möchten und das Gefühl haben, daß diese Selbstbehandlung Ihr Allgemeinbefinden verbessert, führen Sie den BERGFINK einmal pro Woche aus. Machen Sie zuerst den Test, um festzustellen, welche die bessere Anwendungsform für Sie ist.

Sommergoldhähnchen   *Selbstbehandlung Nr. 2629*

Die Selbstbehandlung SOMMERGOLDHÄHNCHEN hilft besonders bei Kopfweh, das von Schmerzen und Hämmern in den Schläfen begleitet ist, oder von Schmerzen im Bereich der Stirnhöhlen.

Bewegungsebene: Verschieben der Kopfhaut auf der Sagittalebene.

Besondere Hinweise

Die Selbstbehandlung kann im Sitzen, Stehen oder in Rückenlage auf einer harten Liege ohne Kopfkissen ausgeführt werden. Die Handflächen liegen mit dem Teil der Fingerwurzeln auf den Schläfen. Die entgegengesetzte Verschiebung der Hände nach oben und unten ist gering, nur gerade so viel, daß die Kopfhaut in die entsprechende Richtung verschoben wird. Es geht also um das Verschieben der Kopfhaut und nicht um das Drücken gegen den Kopf; das soll auf jeden Fall vermieden werden. Legen Sie eventuell die Brille ab.

TEST vor Ausführung der Selbstbehandlung
SOMMERGOLDHÄHNCHEN

Ausgangsstellung für den Test: Aufrecht, aber nicht steif stehen oder sitzen, oder in Rückenlage auf einer harten Liege ohne Kopfkissen liegen. Legen Sie die Hände an die Schläfen.

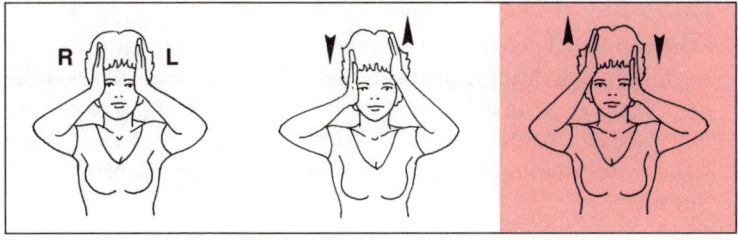

- Weiße Figur: Schieben Sie die rechte Hand leicht nach unten und gleichzeitig die linke nach oben.

129

- Kehren Sie in die Ausgangsstellung zurück.
- Roséfarbene Figur: Schieben Sie nun die rechte Hand nach oben und die linke nach unten.

Testergebnis A

Wenn Ihr Testergebnis der weißen Figur entspricht, das heißt Ihre Beschwerden zunehmen, wenn Sie die *rechte* Hand nach *unten* schieben und die *linke* nach *oben*, führen Sie die Selbstbehandlung folgendermaßen aus:

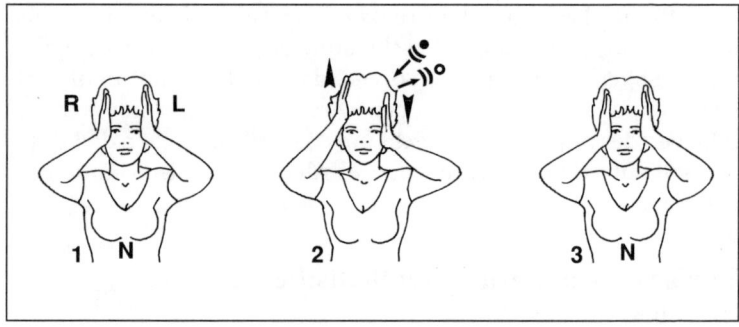

1. Ausgangsstellung: Aufrecht, aber nicht steif stehen oder sitzen, oder in Rückenlage auf einer harten Liege ohne Kopfkissen liegen. Legen Sie die Handflächen (Fingerwurzeln) auf die Schläfen.
2. Schieben Sie gleichzeitig die *rechte* Hand nach *oben* und die *linke* nach *unten*. Achtung, drücken Sie nicht, sondern schieben Sie nur! Verharren Sie bewegungslos in dieser Stellung, und führen Sie 5 Zilgrei-Atmungszyklen durch: Einatmen – 5 Sekunden Pause, ausatmen – 5 Sekunden Pause, insgesamt fünfmal wiederholen.
3. Nach Abschluß der 5 Atmungszyklen kehren Sie in die Ausgangsstellung zurück.

DIE SELBSTBEHANDLUNG IST BEENDET.

Testergebnis B

Wenn beim Test Ihr Zustand der roséfarbenen Figur entspricht, das heißt die Beschwerden zunehmen, wenn Sie die *rechte* Hand nach *oben* schieben und die *linke* nach *unten,* führen Sie die Selbstbehandlung wie folgt aus:

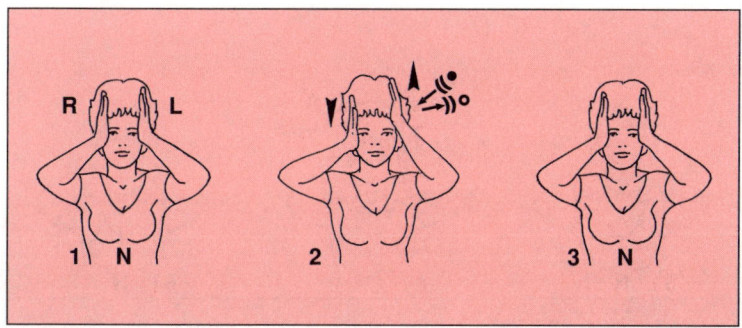

1. Ausgangsstellung: Aufrecht und entspannt sitzen oder stehen, oder in Rückenlage auf einer harten Liege ohne Kopfkissen liegen. Handflächen mit den Fingerwurzeln auf die Schläfen legen.
2. Gleichzeitig die *rechte* Hand nach *unten* und die *linke* nach *oben* schieben. Bleiben Sie in dieser Stellung, und führen Sie 5 Zilgrei-Atmungszyklen durch: Einatmen – 5 Sekunden Pause, ausatmen – 5 Sekunden Pause, insgesamt fünfmal wiederholen.
3. Nach Abschluß der 5 Atmungszyklen kehren Sie in die Ausgangsstellung zurück.

DIE SELBSTBEHANDLUNG IST BEENDET.

Das SOMMERGOLDHÄHNCHEN zur Nachsorge

Wenn Sie zur Selbstbehandlung die weißen Figuren befolgt haben, richten Sie sich zur Nachsorge nach Anwendungsform A, und wenn die roséfarbenen, dann nach Anwendungsform B.

Anwendungsform A

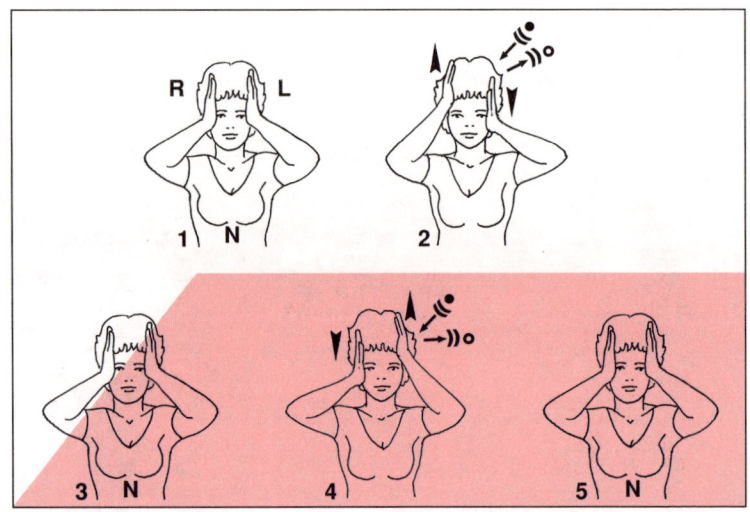

1. Ausgangsstellung.
2. Schieben Sie gleichzeitig die *rechte* Hand nach *oben* und die *linke* nach *unten*. Nicht drücken, nur schieben! Führen Sie in dieser Stellung 5 Zilgrei-Atmungszyklen durch: Einatmen – 5 Sekunden Pause, ausatmen – 5 Sekunden Pause, insgesamt fünfmal wiederholen.
3. Nach Abschluß der 5 Atmungszyklen kehren Sie in die Ausgangsstellung zurück.
4. Nun schieben Sie die *rechte* Hand nach *unten* und die *linke* nach *oben* und führen wiederum 5 Zilgrei-Atmungszyklen durch: Einatmen – 5 Sekunden Pause, ausatmen – 5 Sekunden Pause, fünfmal wiederholen.
5. Nach Abschluß der 5 Atmungszyklen kehren Sie langsam in die Ausgangsstellung zurück.

Anwendungsform B

1. Ausgangsstellung.
2. Beginnen Sie diesmal, indem Sie die *rechte* Hand nach *unten* und die *linke* nach *oben* schieben und die 5 Zilgrei-Atmungszyklen

durchführen: Einatmen – 5 Sekunden Pause, ausatmen –
5 Sekunden Pause, fünfmal wiederholen.

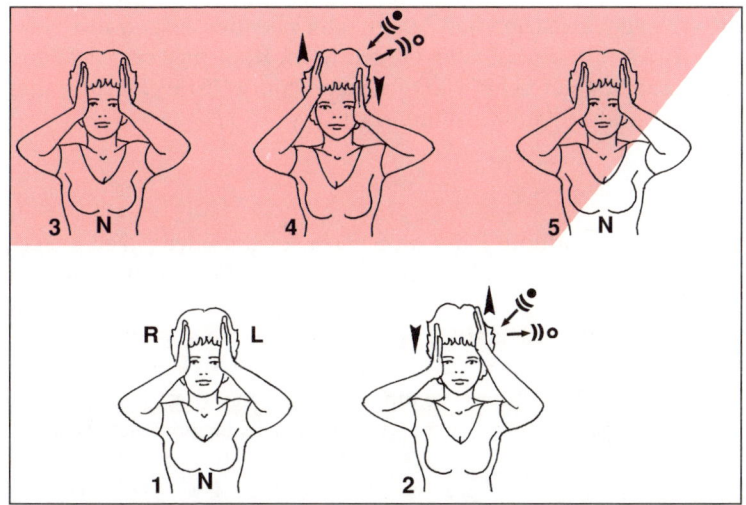

3. Nach Abschluß der 5 Atmungszyklen kehren Sie zuerst in die
   Ausgangsstellung zurück, und
4. schieben dann die *rechte* Hand nach *oben*, die *linke* nach *unten*
   und führen wieder 5 Zilgrei-Atmungszyklen durch: Einatmen –
   5 Sekunden Pause, ausatmen – 5 Sekunden Pause, fünfmal wiederholen.
5. Nach Abschluß der 5 Atmungszyklen kehren Sie langsam in die
   Ausgangsstellung zurück.

Das Sommergoldhähnchen als Prophylaxe

Wenn Sie leicht anfällig für Kopfschmerzen sind, könnte es gut
sein, daß die Anwendung dieser Selbstbehandlung die Häufigkeit
der Anfälle verringert. Führen Sie sie zu diesem Zweck zwei- oder
dreimal pro Woche aus, und befolgen Sie entweder Anwendungsform A oder B, je nachdem, welche Ihnen angenehmer ist.

Teichrohrsänger — *Selbstbehandlung Nr. 5154*

Diese Selbstbehandlung dient der Linderung von Kopfschmerzen, die vor allem zwischen den Augen oder über den Augen auftreten. Außerdem hilft sie bei Schweregefühl im Kopf und bei Gleichgewichtsstörungen. Schafft auch sehr häufig Erleichterung bei Sinusitis und Trigeminusschmerzen.

Besondere Hinweise

Die Selbstbehandlung kann im Stehen, Liegen oder Sitzen ausgeführt werden, je nachdem, wie es für Sie am bequemsten ist. Der Fingerdruck auf die Nasenwurzel darf nur sehr leicht sein, denn wenn er zu stark ausgeführt wird, stellt sich die gewünschte Wirkung nicht ein. Bevor Sie die Finger auf die Nase legen, reiben Sie die Hände und vor allem die Finger fest aneinander.

Die Selbstbehandlung erfordert keinen vorhergehenden Test.

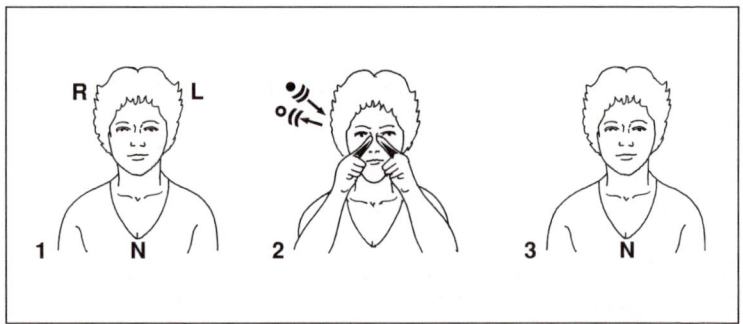

1. Ausgangsstellung: Aufrecht und entspannt stehen oder sitzen, oder in Rückenlage auf einer einigermaßen harten Liege liegen.
2. Legen Sie die Fingerkuppen der Zeige- und Mittelfinger zu beiden Seiten auf die Nasenwurzel, und drücken Sie leicht nach innen-oben. Halten Sie diesen Druck konstant, während Sie 5 Zilgrei-Atmungszyklen durchführen: Einatmen – 5 Sekunden Pause, ausatmen – 5 Sekunden Pause, fünfmal wiederholen.

3. Beenden Sie die Selbstbehandlung, indem Sie nach Abschluß der 5 Atmungszyklen in die Ausgangsstellung zurückkehren und sich entspannen.

Der TEICHROHRSÄNGER zur Nachsorge

Vermeiden Sie das Auftreten Ihrer alten Beschwerden, indem Sie die Selbstbehandlung regelmäßig (zwei- bis dreimal pro Woche genügt) anwenden.

Kampfläufer — *Selbstbehandlung Nr. 5155*

Diese Selbstbehandlung dient der Linderung von Kopfweh und Schmerzen im Bereich der Kiefergelenke, die möglicherweise von Ausstrahlung in die Seitenpartien von Gesicht und Kopf (oberhalb der Ohren), in die Schläfen und zur Stirn hin begleitet sind. Sie eignet sich besonders für Menschen, die Beschwerden beim Öffnen des Kiefers haben.

Bewegungsebene: Schließen des Kiefers auf der Sagittalebene.

Besondere Hinweise

Der KAMPFLÄUFER kann im Stehen, Sitzen oder Liegen (auf einer harten Liege ohne Kissen) ausgeführt werden. Die Selbstbehandlung erfordert keinen vorhergehenden Test, ist aber nicht angezeigt für Menschen, die beim Schließen des Kiefers Schwierigkeiten haben. Atmen Sie bei der Anwendung möglichst durch die Nase ein und durch den Mund aus.

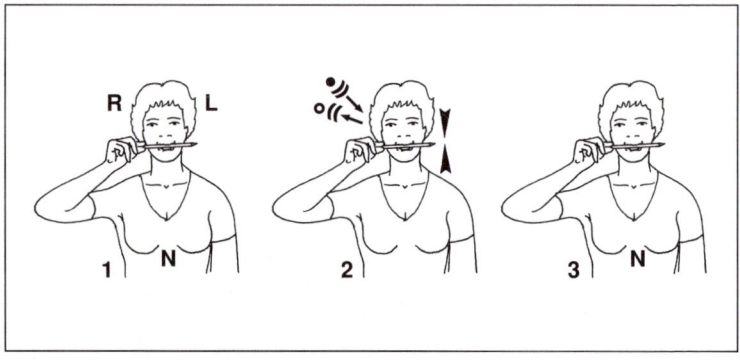

1. Ausgangsstellung: Sitzend, stehend oder in Rückenlage. Nehmen Sie einen Bleistift, und schieben Sie ihn horizontal zwischen die Zähne. Halten Sie während der ganzen Anwendung den Bleistift mit der Hand fest.

136

2. Schließen Sie den Mund, und beißen Sie *leicht* auf den Bleistift. Nicht zu fest, da sich sonst die betroffene Muskulatur verspannt. Halten Sie den Biß gleichmäßig, und führen Sie währenddessen 5 Zilgrei-Atmungszyklen durch: Einatmen – 5 Sekunden Pause, ausatmen – 5 Sekunden Pause, fünfmal wiederholen.
3. Beenden Sie die Selbstbehandlung, indem Sie den Biß nachlassen und den Bleistift entfernen.

Der KAMPFLÄUFER zur Nachsorge

Wenn Sie diese Selbstbehandlung von Ihren Schmerzen befreit hat, verhindern Sie ein Wiederauftreten, indem Sie sie zwei- bis dreimal pro Woche wie beschrieben ausführen.

Die Selbstbehandlung ZEISIG dient der Linderung und Beseitigung von Schmerzen und Beschwerden im Bereich der Kiefergelenke und hilft besonders, wenn man Beschwerden beim Schließen des Mundes hat. Auch bei Kopfschmerzen, die von Schmerzen im Bereich der Ohren oder seitlich des Kopfes mit Ausstrahlung zum Nacken und/oder zur Stirn hin begleitet sind, bringt diese Selbstbehandlung häufig große Erleichterung.

Bewegungsebene: Öffnen des Kiefers auf der Sagittalebene.

Besondere Hinweise

Diese Selbstbehandlung wird im Stehen oder Sitzen ausgeführt. Für die abgebildete Anwendungsform ist kein besonderer Test erforderlich. Wichtig ist, daß das Öffnen des Mundes keine Schmerzen oder Beschwerden verursacht oder verschlimmert.

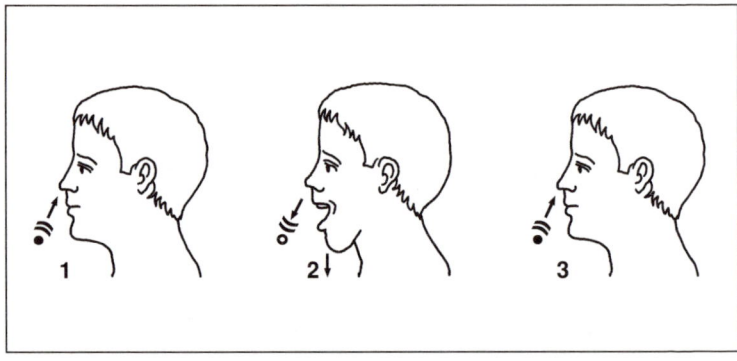

1. Ausgangsstellung: Sitzen oder stehen Sie aufrecht und entspannt. Die Lippen sind leicht geschlossen, die Zunge liegt locker im Mund, das heißt, sie ist nicht an den Gaumen gedrückt. Atmen Sie langsam ein (Bauch raus), und halten Sie die Luft 5 Sekunden lang an.

2. *Während* Sie langsam durch den Mund ausatmen (Bauch rein), öffnen Sie den Kiefer so weit es geht, ohne zu forcieren. Verharren Sie mit entleerter Lunge 5 Sekunden.
3. *Während* Sie langsam durch die Nase einatmen (Bauch raus), schließen Sie wieder leicht die Lippen und halten die Luft 5 Sekunden lang an.

Wiederholen Sie den gesamten Vorgang (Abb. 2 und 3) insgesamt fünfmal, und achten Sie stets darauf, daß die Zunge locker bleibt.

DIE SELBSTBEHANDLUNG IST BEENDET.

Der ZEISIG zur Nachsorge

Verhindern Sie das Auftreten Ihrer alten Beschwerden, indem Sie den ZEISIG zwei- bis dreimal pro Woche ausführen.

Diese Selbstbehandlung dient hauptsächlich der Linderung und Beseitigung von Beschwerden des Kiefergelenks und hilft bei Schmerzen, die in die Kopfseiten, über die Ohren, in den Nacken und über die Stirn ausstrahlen. Sie ist besonders angezeigt bei Schließ- und Öffnungsschwierigkeiten des Kiefers, bei Knacken des Kiefergelenks und bei Sprachfehlern, die darauf beruhen. Im übrigen hilft der ZWERGSCHNÄPPER sehr gut bei Kopfschmerzen, die hauptsächlich an den Kopfseiten auftreten.

Bewegungsebene: Verschieben des Kiefers auf der Frontalebene.

Besondere Hinweise

Die Selbstbehandlung wird im Sitzen oder Stehen ausgeführt: Mit der Innenfläche des Daumens, die in der Mitte hinter den oberen Schneidezähnen angesetzt wird, übt man einen leichten Druck nach vorne-oben aus. Gleichzeitig wird, wie in den Anweisungen angegeben, der Unterkiefer seitlich verschoben. Der Mund bleibt dabei nur halb geöffnet, das heißt nur so weit, daß der Daumen Platz hat. Achten Sie darauf, daß weder der Druck des Daumens noch die seitliche Verschiebung zu stark sind. Auf keinen Fall soll sich dabei der Kopf bewegen oder gar nach hinten kippen. Atmen Sie möglichst durch die Nase ein und durch den Mund aus.

TEST vor Ausführung der Selbstbehandlung
ZWERGSCHNÄPPER

Ausgangsstellung für den Test: Sitzen oder stehen Sie aufrecht, aber nicht steif. Drücken Sie mit der Innenfläche des Daumens hinter den oberen Schneidezähnen sehr leicht nach vorne-oben.

- Weiße Figur: Schieben Sie langsam und sanft den Kiefer (Kinn) nach links.
- Kehren Sie in die Ausgangsstellung zurück.
- Roséfarbene Figur: Schieben Sie langsam und sanft den Kiefer (Kinn) nach rechts.

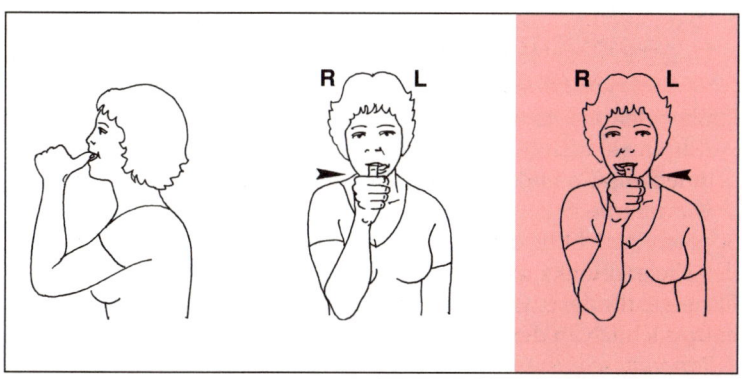

Testergebnis A

Wenn Ihr Zustand entsprechend der weißen Figur ist, das heißt, das Verschieben des Kiefers nach *links* bereitet Ihnen Schwierigkeiten, Schmerzen oder Unbehagen, führen Sie die Selbstbehandlung folgendermaßen aus:

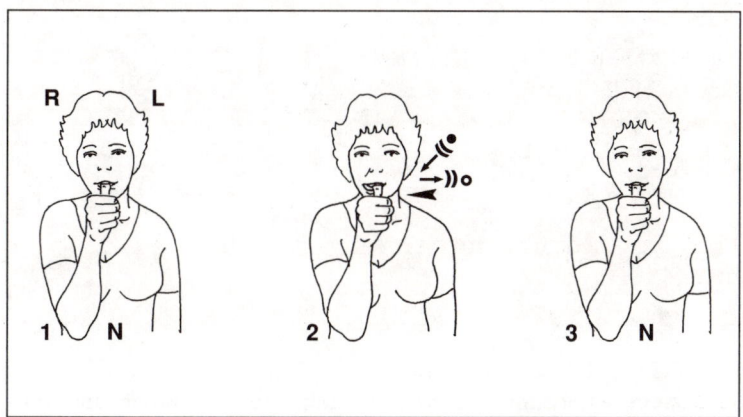

1. Ausgangsstellung: Sitzen oder stehen Sie aufrecht und entspannt. Drücken Sie mit der Innenfläche des Daumens hinter der Mitte der oberen Schneidezähne sehr leicht nach vorne-oben.

2. Während Sie den Druck beibehalten, schieben Sie sanft den Unterkiefer so weit es bequem geht nach *rechts*. Wenn Sie es richtig machen, fahren Sie dabei mit den unteren Schneidezähnen über den Daumennagel. Verharren Sie in dieser Stellung, und führen Sie 5 Zilgrei-Atmungszyklen durch: Einatmen – 5 Sekunden Pause, ausatmen – 5 Sekunden Pause, insgesamt fünfmal wiederholen.
3. Nach Abschluß der 5 Atmungszyklen kehren Sie in die Ausgangsstellung zurück.

DIE SELBSTBEHANDLUNG IST BEENDET.

Testergebnis B

Wenn Ihr Zustand beim Test der roséfarbenen Figur entspricht, das heißt, Sie haben Schwierigkeiten beim Verschieben des Kiefers nach *rechts*, üben Sie die Selbstbehandlung wie folgt aus:

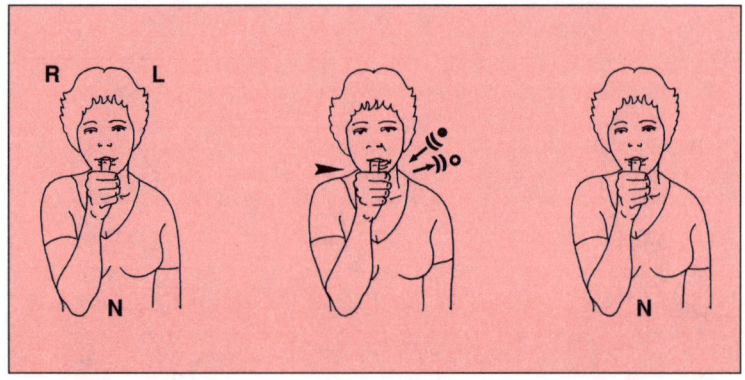

1. Ausgangsstellung: Sitzen oder stehen Sie aufrecht und entspannt. Drücken Sie mit der Innenfläche des Daumens in der Mitte hinter den oberen Schneidezähnen leicht nach vorne-oben.
2. Behalten Sie den Druck bei, und schieben Sie gleichzeitig den Unterkiefer derart nach *links*, daß Sie dabei mit den unteren Zähnen über den Daumennagel fahren. Behalten Sie die Stellung bei,

und führen Sie 5 Zilgrei-Atmungszyklen durch: Einatmen –
5 Sekunden Pause, ausatmen – 5 Sekunden Pause, fünfmal
wiederholen.

3. Nach Abschluß der 5 Atmungszyklen kehren Sie in die Ausgangsstellung zurück.

Der ZWERGSCHNÄPPER zur Nachsorge

Wenn Ihre Beschwerden verschwunden sind, ist es wichtig, daß
Sie das wiedergewonnene Gleichgewicht und die Beweglichkeit
der Kiefergelenke beibehalten. Führen Sie deshalb diese Selbstbehandlung zwei- bis dreimal pro Woche aus, und zwar gemäß
Anwendungsform A, wenn Sie vorher die weißen Figuren, und
Anwendungsform B, wenn Sie die roséfarbenen Figuren befolgt
haben.

Anwendungsform A

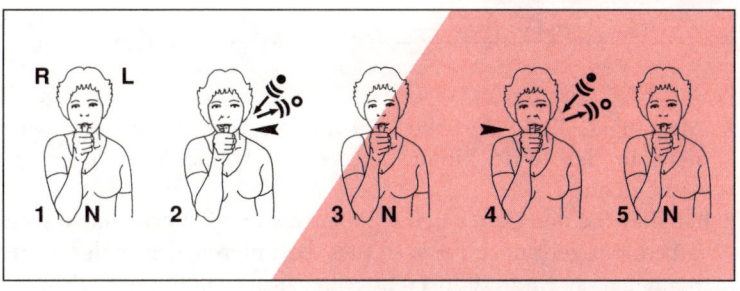

1. Ausgangsstellung: Drücken Sie mit der Innenfläche des Daumens in der Mitte der oberen Schneidezähne leicht nach vorne-
oben.

2. Behalten Sie den Druck bei, während Sie den Unterkiefer so weit
es geht nach *rechts* schieben und dabei mit den unteren Zähnen
den Daumennagel berühren. Führen Sie in dieser Stellung 5 Zil-

grei-Atmungszyklen durch: Einatmen – 5 Sekunden Pause, aus-atmen – 5 Sekunden Pause, fünfmal wiederholen.

3. Kehren Sie in die Ausgangsstellung zurück.
4. Schieben Sie dann den Unterkiefer nach *links* und verfahren Sie wie 2.
5. Beenden Sie die Selbstbehandlung, indem Sie nach Abschluß der 5 Atmungszyklen in die Ausgangsstellung zurückkehren.

Anwendungsform B

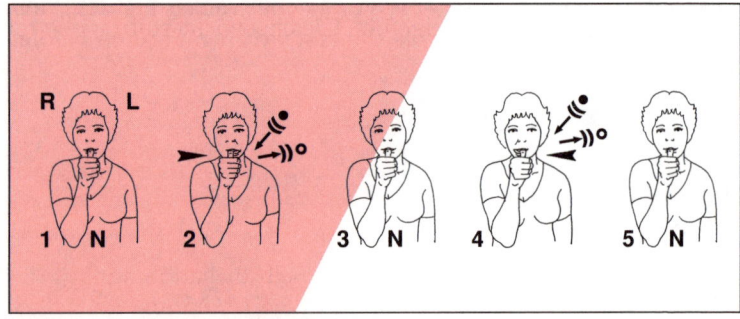

1. Ausgangsstellung: Drücken Sie mit der Innenfläche des Dau-mens in der Mitte hinter den oberen Schneidezähnen nach vorne-oben.
2. Behalten Sie den Druck bei, schieben Sie den Unterkiefer so weit es bequem geht nach *links*, so daß die unteren Zähne den Dau-mennagel streifen. Führen Sie in dieser Stellung 5 Zilgrei-Atmungszyklen durch: Einatmen – 5 Sekunden Pause, ausatmen – 5 Sekunden Pause, fünfmal wiederholen.
3. Kehren Sie in die Ausgangsstellung zurück.
4. Wiederholen Sie dann das gleiche nach *rechts*.
5. Beenden Sie die Selbstbehandlung, indem Sie nach den 5 At-mungszyklen in die Ausgangsstellung zurückkehren.

Goldfasan *Selbstbehandlung Nr. 158*

Die Selbstbehandlung GOLDFASAN hilft bei Schmerzen und Beschwerden im Kopf- und Nackenbereich, bei Kopfschmerzen, steifem Hals, Migräne und Schmerzen, die vom Nacken in die Schultern und Arme ausstrahlen; bei eingeschlafenen Händen, knirschendem Geräusch beim Kopfdrehen; bei allgemeiner Verspanntheit im Nacken-, Schulter- und oberen Brustwirbelbereich sowie bei Schweregefühl im Kopf.

Die Anwendung dieser Selbstbehandlung zusammen mit der MÖWE (Seite 160) oder dem ROTKEHLCHEN (Seite 163), dem SPERBER (Seite 150) oder dem ROSENSTAR (Seite 155) ist äußerst wirksam bei Beschwerden wie Schwindelgefühl, Gleichgewichtsstörungen und Schlaflosigkeit, die durch Kopfweh und Muskelverspannungen bedingt sind.

Bewegungsebene: Drehen des Kopfes auf der Horizontalebene.

Besondere Hinweise

Auf den ersten Blick erscheint diese Selbstbehandlung wie der SCHWAN. Jedoch wirken beide unterschiedlich auf die betroffene Muskulatur. Während der SCHWAN als passiv gilt, weil das Kinn festgehalten wird, um die Halsmuskulatur bei der Kopfdrehung zu entlasten, ist der GOLDFASAN aktiv, weil die Halsmuskeln allein die eingenommene Stellung halten. Dieser Unterschied mag banal erscheinen, ist aber für die therapeutische Wirkung ausschlaggebend.

Diese Selbstbehandlung wird am besten im Sitzen, kann aber auch im Stehen ausgeübt werden. Die Bewegungen sollen langsam und fließend sein. Es ist wichtig, darauf zu achten, daß nur der Kopf gedreht wird, aber nicht die Schultern und der Oberkörper, die in ihrer neutralen Stellung (aufrecht, aber nicht steif) bleiben sollen.

Ebenso wichtig ist es, den Kopf in der erforderlichen Stellung zu halten, ohne die Halsmuskulatur zu verspannen; das heißt, daß die Drehung zwar vollständig (soweit es bequem geht), aber nicht forciert sein soll.

TEST vor Ausübung der Selbstbehandlung GOLDFASAN

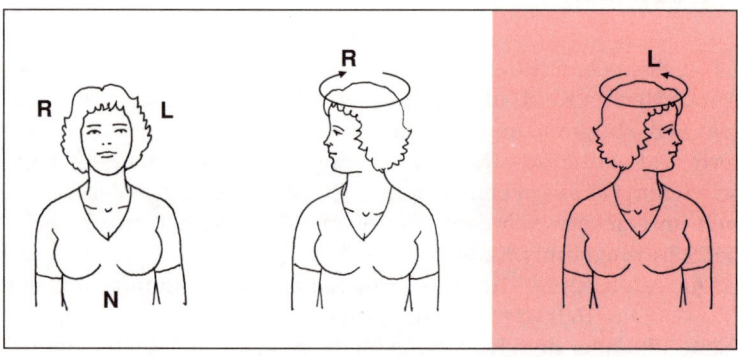

Ausgangsstellung: Aufrecht, aber nicht steif sitzen.
● Weiße Figur: Drehen Sie den Kopf langsam nach rechts.
● Drehen Sie den Kopf in die Ausgangsstellung zurück.
● Roséfarbene Figur: Drehen Sie den Kopf langsam nach links.

Testergebnis A

Wenn die Kopfdrehung nach *rechts* (weiße Figur) Unbehagen oder Schmerz verursacht oder verschlimmert, oder wenn diese Bewegung im Vergleich mit der anderen Seite eingeschränkt ist, führen Sie die Selbstbehandlung folgendermaßen aus:

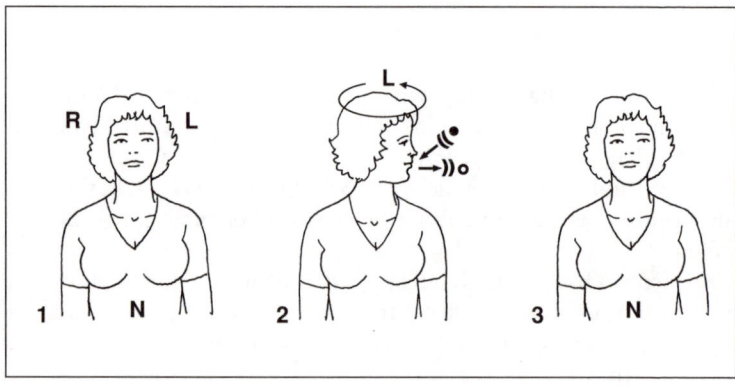

1. Ausgangsstellung: Aufrecht und entspannt sitzen oder stehen.
2. Kopf langsam nach *links* bis an die äußerste mögliche Grenze drehen (vor der Schmerzschwelle einhalten), nicht forcieren. In dieser Stellung verharren und 5 komplette Zilgrei-Atmungszyklen durchführen: Einatmen – 5 Sekunden Pause, ausatmen – 5 Sekunden Pause, insgesamt fünfmal wiederholen.
3. Nach Beendigung der 5 Atmungszyklen langsam in die Ausgangsstellung zurückkehren.
DIE SELBSTBEHANDLUNG IST BEENDET.

Testergebnis B

Wenn die Kopfdrehung nach *links* (roséfarbene Figur) Unbehagen oder Schmerz verursacht oder verschlimmert, oder wenn diese Bewegung im Vergleich mit der entgegengesetzten Seite eingeschränkt ist, führen Sie den GOLDFASAN wie folgt aus:

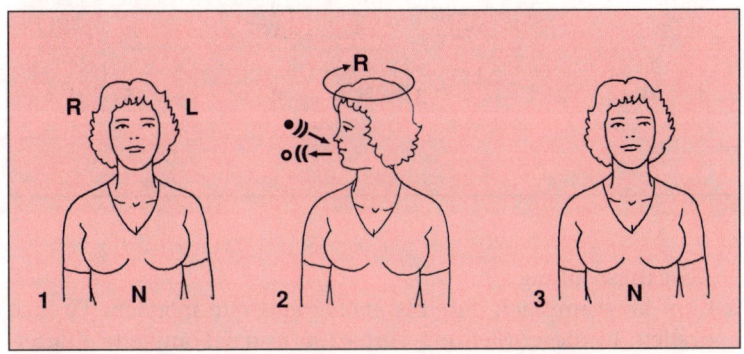

1. Ausgangsstellung: Aufrecht und entspannt sitzen oder stehen.
2. Den Kopf langsam nach *rechts* bis an die mögliche Grenze drehen, ohne die Schmerzgrenze zu überschreiten und ohne zu forcieren. Verharren Sie in dieser Stellung, und führen Sie 5 komplette Zilgrei-Atmungszyklen durch: Einatmen – 5 Sekunden Pause, ausatmen – 5 Sekunden Pause, fünfmal wiederholen.
3. Nach Beendigung der fünf Atmungszyklen langsam in die Ausgangsstellung zurückkehren.
DIE SELBSTBEHANDLUNG IST BEENDET.

Der GOLDFASAN zur Nachsorge

Wenn Sie Ihren normalen Gesundheitszustand wieder hergestellt haben und vermeiden möchten, daß die Beschwerden erneut auftreten, sollten Sie den GOLDFASAN zwei- bis dreimal pro Woche ausführen, und zwar wie in den Beispielen A oder B gezeigt.

Anwendungsform A

Wenn Sie zur Selbstbehandlung den GOLDFASAN gemäß den weißen Figuren durchgeführt haben, verfahren Sie nun folgendermaßen:

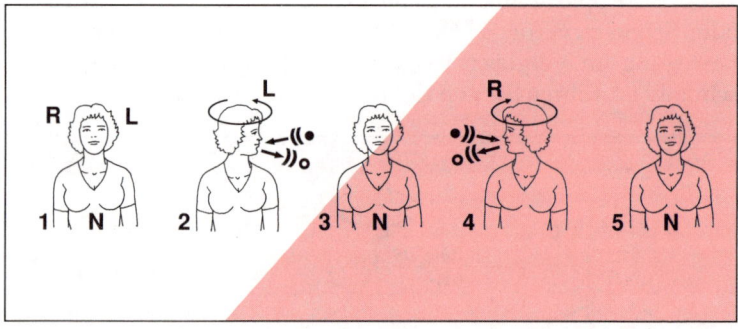

1. Ausgangsstellung.
2. Kopf langsam nach *links* bis an die äußerste mögliche Grenze drehen. In dieser Stellung verharren und 5 komplette Zilgrei-Atmungszyklen durchführen: Einatmen – 5 Sekunden Pause, ausatmen – 5 Sekunden Pause, fünfmal wiederholen.
3. Nach Abschluß der 5 Atmungszyklen langsam in die Ausgangsstellung zurückkehren.
4. Nun Kopf langsam nach *rechts* bis an die mögliche Grenze drehen und in dieser Stellung 5 komplette Zilgrei-Atmungszyklen durchführen: Einatmen – 5 Sekunden Pause, ausatmen – 5 Sekunden Pause, fünfmal wiederholen.
5. Nach Beendigung der 5 Atmungszyklen langsam in die Ausgangsstellung zurückkehren.

Anwendungsform B

Wenn Sie zur Selbstbehandlung den GOLDFASAN entsprechend den roséfarbenen Figuren ausgeführt haben, verfahren Sie nun zur Nachsorge folgendermaßen:

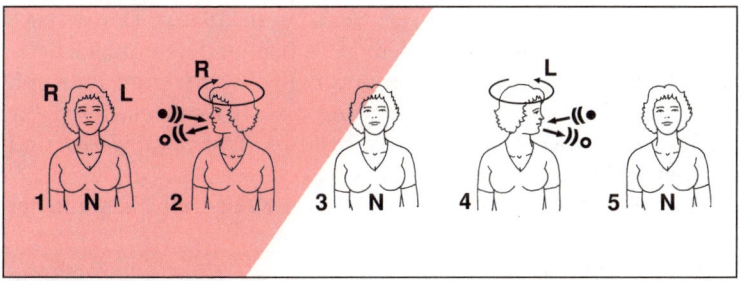

1. Ausgangsstellung.
2. Kopf langsam nach *rechts* bis an die mögliche Grenze drehen und in dieser Stellung verharren; 5 komplette Zilgrei-Atmungszyklen durchführen: Einatmen – 5 Sekunden Pause, ausatmen – 5 Sekunden Pause, fünfmal wiederholen.
3. Nach Abschluß der 5 Atmungszyklen langsam in die Ausgangsstellung zurückkehren.
4. Jetzt Kopf langsam bis an die mögliche Grenze nach *links* drehen; in dieser Stellung 5 komplette Zilgrei-Atmungszyklen durchführen: Einatmen – 5 Sekunden Pause, ausatmen – 5 Sekunden Pause, fünfmal wiederholen.
5. Nach Abschluß der 5 Atmungszyklen kehren Sie langsam in die Ausgangsstellung zurück.

Der GOLDFASAN als Prophylaxe

Zwei- bis dreimal pro Woche angewendet, hält der GOLDFASAN Ihre Halswirbelsäule beweglich und beugt Kopf- und Schulterschmerzen vor. Wenden Sie Anwendungsform A oder B an, je nachdem, welche Ihnen angenehmer ist.

Die Selbstbehandlung SPERBER hilft bei Kopf- und Nackenschmerzen, die häufig der Arthrose zugeschrieben werden und teilweise von der Ausstrahlung in Schultern und Arme begleitet sind. Sie dient der Wiederherstellung der Beweglichkeit der Halswirbelsäule und der Entspannung der Nackenmuskulatur. Der SPERBER ist besonders wirksam bei steifem Hals, Schwindelgefühl, Gelenkknirschen bei Kopfbewegungen und bei Schweregefühl im Kopf. Außerdem hat sich die Anwendung als wirksam erwiesen bei Migräne, Schulterversteifung *(Periarthritis humeroscapularis)* und bei Neuralgie des Trigeminusnervs.

Bewegungsebene: Seitliches Neigen von Kopf und Hals auf der Frontalebene.

Besondere Hinweise

Die Selbstbehandlung wird im Stehen, besser noch im Sitzen ausgeführt. Nur Hals und Kopf seitlich neigen, nicht aber Schultern und Oberkörper. Ziehen Sie den Kopf nicht mit dem Arm zur Seite, sondern nutzen Sie lediglich die Schwerkraft des Arms. Achten Sie darauf, daß Sie aufrecht und entspannt bleiben und auf keinen Fall die Füße überkreuzen oder unter den Stuhl stellen. Ziehen Sie nicht die Schulter zum Kopf hoch, sondern lassen Sie sanft den Kopf Richtung Schulter sinken.

TEST vor Ausführung der Selbstbehandlung SPERBER

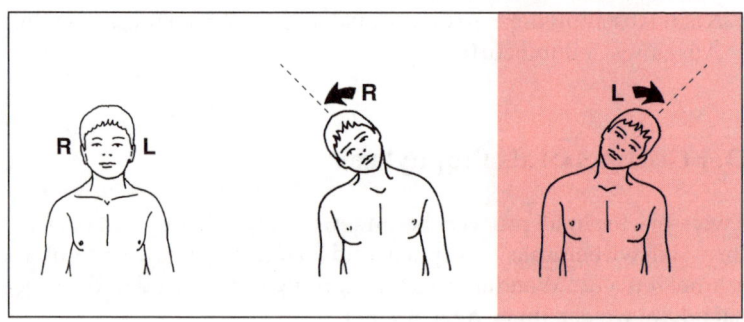

Ausgangsstellung: Aufrecht, aber entspannt sitzen oder stehen.
- Weiße Figur: Neigen Sie langsam Kopf und Hals auf die rechte Seite.
- Kehren Sie in die Ausgangsstellung zurück.
- Roséfarbene Figur: Neigen Sie langsam Kopf und Hals auf die linke Seite.

Testergebnis A

Wenn Ihre Beschwerden beim seitlichen Neigen nach *rechts* (weiße Figur) auftreten oder zunehmen, oder wenn Ihre Bewegung im Vergleich zur Gegenseite merklich eingeschränkt ist, führen Sie die Selbstbehandlung folgendermaßen aus:

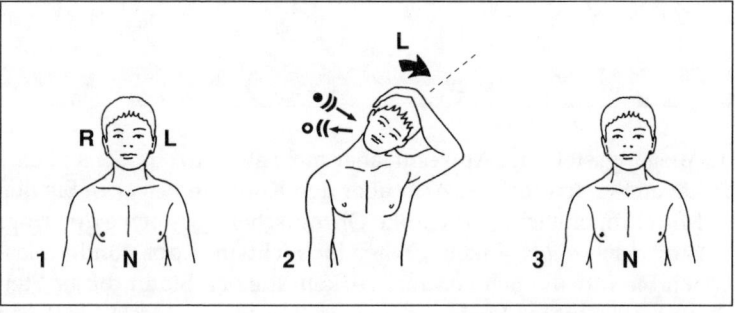

1. Ausgangsstellung: Aufrecht, aber nicht steif stehen oder sitzen.
2. Legen Sie den linken Arm über den Kopf, und stecken Sie den Mittelfinger leicht in die rechte Ohrmuschel. Lassen Sie den Kopf sanft auf die *linke* Seite bis an die mögliche Bewegungsgrenze sinken. Ziehen Sie auf keinen Fall mit dem Arm am Kopf, sondern lassen Sie nur dessen Schwerkraft wirken. Verharren Sie in dieser Stellung, und führen Sie 5 Zilgrei-Atmungszyklen durch: Einatmen – 5 Sekunden Pause, ausatmen – 5 Sekunden Pause, insgesamt fünfmal wiederholen.
3. Nach Abschluß der 5 Atmungszyklen kehren Sie in die Ausgangsstellung zurück.
DIE SELBSTBEHANDLUNG IST BEENDET.

Testergebnis B

Wenn Ihre Beschwerden beim seitlichen Neigen des Kopfes nach *links* (roséfarbene Figur) auftreten oder zunehmen, oder wenn diese Bewegung im Vergleich zur Gegenseite sichtbar eingeschränkt ist, verfahren Sie folgendermaßen:

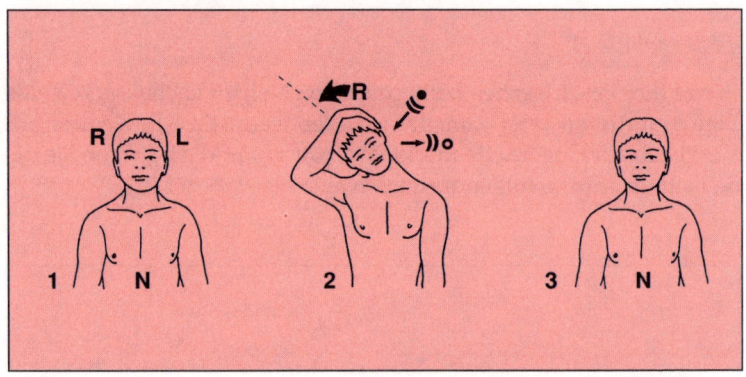

1. Ausgangsstellung: Aufrecht, aber nicht steif sitzen oder stehen.
2. Legen Sie den rechten Arm über den Kopf, und stecken Sie den Mittelfinger leicht in die linke Ohrmuschel. Lassen Sie den Kopf sanft nach *rechts* sinken. Ziehen Sie nicht am Kopf, sondern lassen Sie nur die Schwerkraft wirken. Bleiben Sie in dieser Stellung, und führen Sie 5 Zilgrei-Atmungszyklen durch: Einatmen – 5 Sekunden Pause, ausatmen – 5 Sekunden Pause, insgesamt fünfmal wiederholen.
3. Nach Abschluß der 5 Atmungszyklen kehren Sie in die Ausgangsstellung zurück.
DIE SELBSTBEHANDLUNG IST BEENDET.

Der SPERBER zur Nachsorge

Wenn Ihre Beschwerden verschwunden sind, ist es sinnvoll, diese Selbstbehandlung zwei- bis dreimal wöchentlich zur Nachsorge auszuführen. Dadurch stabilisiert sich Ihr Zustand, und Sie werden weniger anfällig für alte und neue Beschwerden. Zu diesem Zweck wählen Sie eine der beiden folgenden Anwendungsformen.

Anwendungsform A

Wenn Sie sich zum Zweck der Selbstbehandlung nach den weißen Figuren gerichtet haben, verfahren Sie nun folgendermaßen:

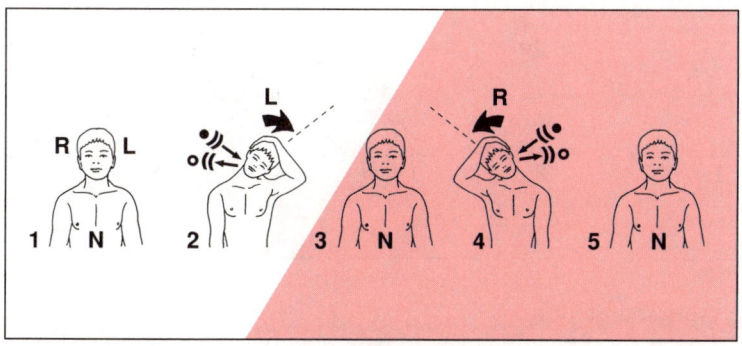

1. Ausgangsstellung.
2. Legen Sie den linken Arm über den Kopf, und stecken Sie den Mittelfinger leicht in die rechte Ohrmuschel. Neigen Sie den Kopf sanft nach *links*, ohne mit dem Arm zu ziehen. Bleiben Sie in dieser Stellung, und führen Sie 5 Zilgrei-Atmungszyklen durch: Einatmen – 5 Sekunden Pause, ausatmen – 5 Sekunden Pause, insgesamt fünfmal wiederholen.
3. Nach Abschluß der 5 Atmungszyklen kehren Sie langsam in die Ausgangsstellung zurück.
4. Legen Sie jetzt den rechten Arm über den Kopf, und stecken Sie den Mittelfinger leicht in die linke Ohrmuschel. Neigen Sie den Kopf sanft nach *rechts*, ohne mit dem Arm zu ziehen. Führen Sie in dieser Stellung 5 Zilgrei-Atmungszyklen durch Einatmen – 5 Sekunden Pause, ausatmen – 5 Sekunden Pause, insgesamt fünfmal wiederholen.
5. Nach Abschluß der 5 Atmungszyklen kehren Sie wieder in die Ausgangsstellung zurück.

Anwendungsform B

Wenn Sie zur Selbstbehandlung die roséfarbenen Figuren befolgt haben, verfahren Sie jetzt wie folgt:

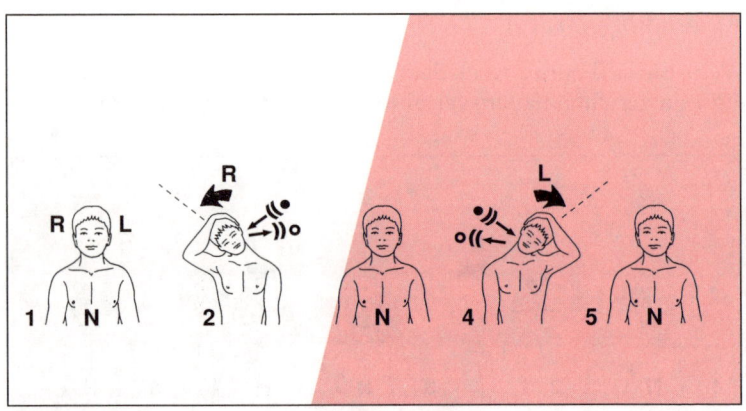

1. Ausgangsstellung.
2. Legen Sie zuerst den rechten Arm über den Kopf, bis der Mittel-finger in der linken Ohrmuschel ruht. Neigen Sie den Kopf sanft nach *rechts*, ohne mit dem Arm daran zu ziehen. Führen Sie in dieser Stellung 5 Zilgrei-Atmungszyklen durch: Einatmen – 5 Sekunden Pause, ausatmen – 5 Sekunden Pause, fünfmal wie-derholen.
3. Nach Abschluß der 5 Atmungszyklen kehren Sie in die Aus-gangsstellung zurück.
4. Jetzt legen Sie den linken Arm über den Kopf (Mittelfinger in der rechten Ohrmuschel), neigen den Kopf sanft nach *links* und führen 5 Zilgrei-Atmungszyklen durch: Einatmen – 5 Sekunden Pause, ausatmen – 5 Sekunden Pause, fünfmal wiederholen.
5. Nach den 5 Atmungszyklen kehren Sie wieder in die Ausgangs-stellung zurück.

Der SPERBER als Prophylaxe

Sie tun sich einen großen Gefallen, wenn Sie diese Selbstbehand-lung zwei- bis dreimal pro Woche ausführen. Besonders dann, wenn Sie viel am Schreibtisch sitzen oder eine andere sitzende Tätigkeit ausüben. Sie werden sehen, daß Sie wesentlich weniger für Kopf- und Nackenschmerzen empfänglich sind und die Hals-wirbelsäule nicht so steif wird. Wählen Sie Anwendungsform A oder B, je nachdem, welche Ihnen angenehmer ist.

Die Selbstbehandlung ROSENSTAR hilft bei Kopf- und Nacken-schmerzen, die häufig der Arthrose zugeschrieben werden. Sie dient der Wiederherstellung der Beweglichkeit der Halswirbel-säule und der Entspannung der Nackenmuskulatur, vor allem wenn man Schwierigkeiten hat, den Kopf seitlich zu neigen. Der ROSENSTAR ist besonders wirksam bei steifem Hals, Schwindel-gefühl, Gelenkknirschen bei Kopfbewegungen und bei Schwere-gefühl im Kopf. Außerdem hat sich die Anwendung als wirksam erwiesen bei Kribbeln oder Gefühllosigkeit in Armen und Händen und bei Schulterversteifung *(Periarthritis humeroscapularis)*.

Der ROSENSTAR mag Ihnen identisch erscheinen mit dem vorher-gehenden SPERBER, was jedoch nicht der Fall ist. Die betroffene Muskulatur wird nämlich unterschiedlich eingesetzt: beim SPERBER passiv, denn es wird die Schwerkraft des Arms zu Hilfe genom-men, um den Kopf in seiner seitlichen Stellung zu halten, während das beim ROSENSTAR die Halsmuskulatur aktiv allein tun muß. Die-ser anscheinend geringfügige Unterschied ist manchmal aus-schlaggebend, um die nötige Wirkung zu erzielen.

Bewegungsebene: Seitliches Neigen von Kopf und Hals auf der Frontalebene.

Besondere Hinweise

Die Selbstbehandlung wird im Stehen, besser noch im Sitzen aus-geführt. Nur Hals und Kopf seitlich neigen, nicht aber Schultern und Oberkörper. Achten Sie darauf, daß Sie aufrecht und ent-spannt bleiben und auf keinen Fall die Füße überkreuzen oder unter den Stuhl stellen. Ziehen Sie nicht die Schulter zum Kopf hoch, sondern lassen Sie sanft den Kopf Richtung Schulter sinken.

TEST vor Ausübung der Selbstbehandlung ROSENSTAR

Ausgangsstellung: Aufrecht, aber entspannt sitzen oder stehen.
● Weiße Figur: Neigen Sie langsam Kopf und Hals soweit es Ihnen möglich ist auf die rechte Seite.

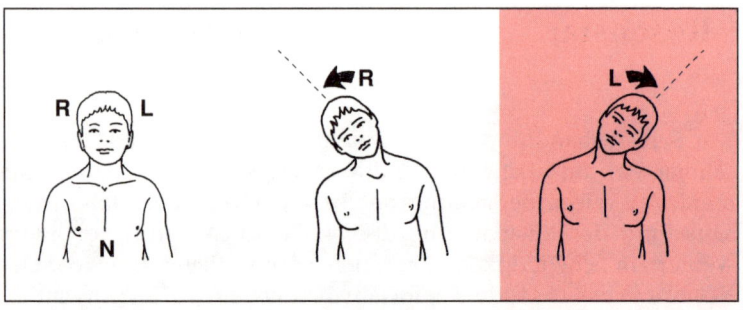

- Kehren Sie in die Ausgangsstellung zurück.
- Roséfarbene Figur: Neigen Sie langsam Kopf und Hals soweit wie möglich auf die linke Seite.

Testergebnis A

Wenn Ihre Beschwerden beim seitlichen Neigen nach *rechts* (weiße Figur) auftreten oder zunehmen, oder wenn die Bewegung im Vergleich zur Gegenseite merklich eingeschränkt ist, führen Sie die Selbstbehandlung folgendermaßen aus:

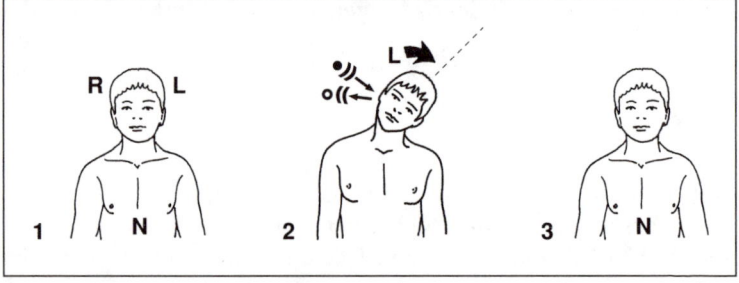

1. Ausgangsstellung: Aufrecht, aber nicht steif stehen oder sitzen.
2. Lassen Sie den Kopf sanft auf die *linke* Seite bis an die mögliche Bewegungsgrenze sinken, ohne jedoch zu forcieren; halten Sie vor der Schmerzschwelle ein. Verharren Sie in dieser Stellung, und führen sie 5 Zilgrei-Atmungszyklen durch: Einatmen – 5 Sekunden Pause, ausatmen – 5 Sekunden Pause, insgesamt fünfmal wiederholen.

156

3. Nach Abschluß der 5 Atmungszyklen kehren Sie in die Ausgangsstellung zurück.

DIE SELBSTBEHANDLUNG IST BEENDET.

Testergebnis B

Wenn Ihre Beschwerden beim seitlichen Neigen des Kopfes nach *links* (roséfarbene Figur) auftreten oder zunehmen, oder wenn diese Bewegung im Vergleich zur Gegenseite sichtbar eingeschränkt ist, verfahren Sie folgendermaßen:

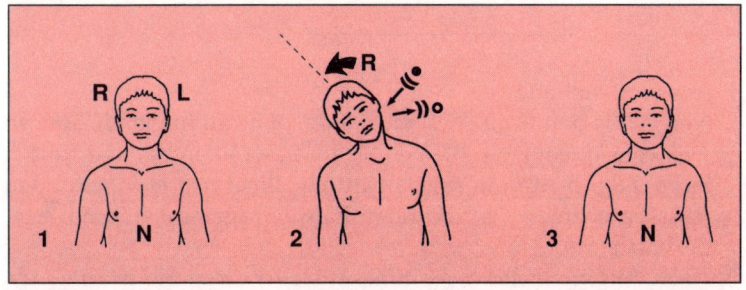

1. Ausgangsstellung: Aufrecht, aber nicht steif sitzen oder stehen.
2. Lassen Sie den Kopf sanft nach *rechts* sinken, soweit es ohne Schmerzen geht (nicht forcieren!) Bleiben Sie in dieser Stellung, und führen sie 5 Zilgrei-Atmungszyklen durch: Einatmen – 5 Sekunden Pause, ausatmen – 5 Sekunden Pause, insgesamt fünfmal wiederholen.
3. Nach Abschluß der 5 Atmungszyklen kehren Sie in die Ausgangsstellung zurück.

DIE SELBSTBEHANDLUNG IST BEENDET.

Der ROSENSTAR zur Nachsorge

Wenn Ihre Beschwerden verschwunden sind, die Selbstbehandlung also Erfolg hatte, sollten Sie sie zwei- bis dreimal wöchentlich zur Nachsorge ausführen. Dadurch stabilisiert sich Ihr Zustand, und Sie werden weniger anfällig für neue Beschwerden. Wählen Sie eine der beiden folgenden Anwendungsformen.

Anwendungsform A

Wenn Sie sich zum Zweck der Selbstbehandlung nach den weißen Figuren gerichtet haben, verfahren Sie nun folgendermaßen:

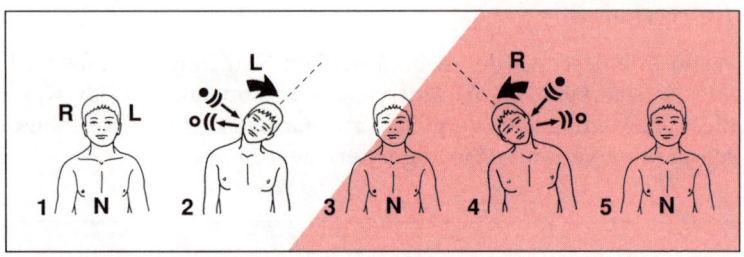

1. Ausgangsstellung.
2. Neigen Sie den Kopf sanft nach *links*, ohne zu forcieren, aber so weit es bequem geht. Bleiben Sie in dieser Stellung, und führen Sie 5 Zilgrei-Atmungszyklen durch: Einatmen – 5 Sekunden Pause, ausatmen – 5 Sekunden Pause, insgesamt fünfmal wiederholen.
3. Nach Abschluß der 5 Atmungszyklen kehren Sie in die Ausgangsstellung zurück.
4. Jetzt neigen Sie den Kopf sanft nach *rechts* soweit es bequem geht, und führen in dieser Stellung 5 Zilgrei-Atmungszyklen durch: Einatmen – 5 Sekunden Pause, ausatmen – 5 Sekunden Pause, insgesamt fünfmal wiederholen.
5. Nach Abschluß der 5 Atmungszyklen kehren Sie wieder in die Ausgangsstellung zurück.

Anwendungsform B

Wenn Sie zur Selbstbehandlung die roséfarbenen Figuren befolgt haben, verfahren Sie jetzt wie folgt:

1. Ausgangsstellung.
2. Neigen Sie den Kopf zuerst sanft nach *rechts*, ohne zu forcieren, und führen Sie in dieser Stellung 5 Zilgrei-Atmungszyklen durch: Einatmen – 5 Sekunden Pause, ausatmen – 5 Sekunden Pause, fünfmal wiederholen.

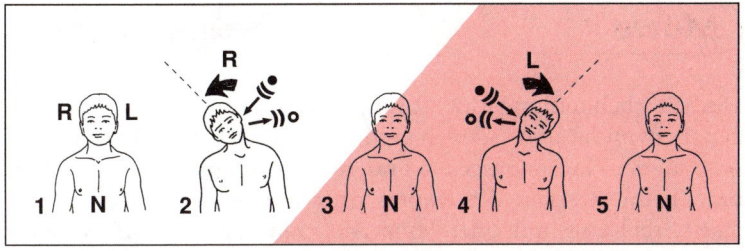

3. Nach Abschluß der 5 Atmungszyklen kehren Sie in die Ausgangsstellung zurück.
4. Neigen Sie den Kopf sanft nach *links*, und führen Sie wieder 5 Zilgrei-Atmungszyklen durch: Einatmen – 5 Sekunden Pause, ausatmen – 5 Sekunden Pause, fünfmal wiederholen.
5. Nach den 5 Atmungszyklen kehren Sie wieder in die Ausgangsstellung zurück.

Der ROSENSTAR als Prophylaxe

Auch diese Selbstbehandlung eignet sich ausgezeichnet zur Prophylaxe. Sie wissen ja, »vorbeugen ist besser als heilen«! Tun Sie sich ab und zu den Gefallen (vielleicht zwei- bis dreimal in der Woche 5 Minuten lang). Wählen Sie dafür Anwendungsform A oder B, je nachdem, welche Ihnen angenehmer ist.

Die Selbstbehandlung MÖWE bringt Erleichterung bei Kopfschmerzen, Schwindel und Schweregefühl im Bereich des Hinterkopfes oder an der Nackenbasis. Sie lindert Nackenschmerzen allgemein bzw. beim Strecken des Kopfes nach hinten, Schmerzen in der Halswirbelsäule mit oder ohne Ausstrahlung in Schultern und Arme, und sie fördert die Beweglichkeit der Halswirbelsäule. Vor dem Schlafengehen, nach einer warmen Dusche ausgeführt, wirkt sie entspannend, löst über den Tag angestaute Verspannungen und verhilft zu einem guten, gesunden Schlaf.

Bewegungsebene: Beugen des Kopfes nach vorn auf der Sagittalebene.

Besondere Hinweise

Die MÖWE kann auf zwei verschiedene Arten ausgeführt werden: entweder wie in Abbildung a, in der sowohl der Kopf als auch der Hals nach vorn gebeugt werden, oder wie in Abbildung b, wo nur der Kopf gebeugt wird (Stirn geht nur wenig nach vorn, und das Kinn wird nach innen, Richtung Hals gezogen). Die Wirkung der ersten Variante erstreckt sich sowohl auf den Nacken als auch auf die gesamte restliche Wirbelsäule. Bei der zweiten Anwendungsform beschränkt sich die Wirkung hauptsächlich auf den Hinterkopf und die ersten beiden Halswirbel. Wählen Sie die Form, bei der Sie die besseren Ergebnisse erzielen.

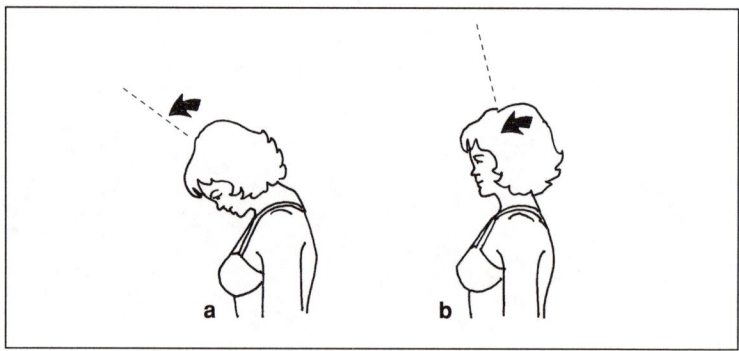

Die Selbstbehandlung kann im Stehen, besser noch im Sitzen ausgeführt werden. Legen Sie Kleidung und Schmuckstücke ab, die die Atmung oder Armstellung beeinträchtigen könnten. Forcieren Sie die Bewegungen nicht, und vor allem, ziehen Sie mit den Armen nicht am Kopf. Bleiben Sie aufrecht sitzen, beugen Sie nur Kopf und Hals, nicht aber die Schultern.

Achten Sie darauf, daß die Augen der Bewegung des Kopfes folgen, schauen Sie also nicht nach oben, während Sie den Kopf gebeugt halten. Im Sitzen sind die Füße parallel ausgerichtet und stehen fest auf dem Boden; die Beine werden nicht überkreuzt.

Bei der MÖWE wird kein vorhergehender Test gemacht. Wichtig ist, daß die Stellung angenehm ist und keine negativen Erscheinungen, wie z. B. Schmerzen, hervorruft.

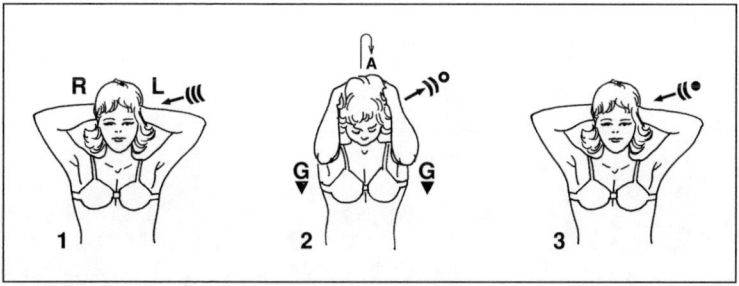

1. Ausgangsstellung: Aufrecht und entspannt stehen oder sitzen. Verschränken Sie die Hände, und legen Sie sie an den oberen Hinterkopf. Atmen Sie langsam ein (Bauch raus).
2. *Während* Sie ganz ausatmen (Bauch rein), beugen Sie langsam Kopf und Hals nach vorn und lassen dabei die Ellenbogen locker nach vorn fallen, so daß sie näher zusammenkommen. Ziehen Sie nicht am Kopf, sondern lassen Sie nur die Schwerkraft der Arme wirken. Führen Sie in dieser Stellung eine 5-Sekunden-Pause mit entleerter Lunge durch.
3. *Während* Sie wieder einatmen (Bauch raus), gehen Sie in die Ausgangsstellung zurück und halten dort die Luft 5 Sekunden lang an.

Wiederholen Sie den gesamten Vorgang (Abb. 2 und 3), insgesamt fünfmal.

DIE SELBSTBEHANDLUNG IST BEENDET.

Die Möwe zur Nachsorge und als Prophylaxe

Am besten machen Sie sich die Anwendung der Möwe gleich zur Gewohnheit, Sie wird Ihnen die besten Dienste erweisen. Nicht nur, um zu verhindern, daß Ihre alten Beschwerden wieder auftreten, sondern auch um Ermüdung und Verspannung vorzubeugen. Zwei- bis dreimal pro Woche ausgeführt, zeitigt sie Wunder, manchmal sogar große!

Diese Selbstbehandlung dient der Linderung und Beseitigung von Beschwerden in der Halswirbelsäule, auch jener, die häufig der Arthrose zugeschrieben werden. Sie ist besonders indiziert bei Nackenschmerzen und Bewegungsschwierigkeiten beim Nach-vorn-Beugen und Nach-hinten-Strecken. Außerdem hilft sie bei steifem Hals, bei Schwindel und Schweregefühl im Kopf.

Bewegungsebene: Beugen und Strecken des Kopfes nach vorn und hinten auf der Sagittalebene.

Besondere Hinweise

Die Selbstbehandlung kann im Stehen, besser noch im Sitzen ausgeführt werden. Legen Sie jegliche Kleidung und Schmuck ab, die die Atmung bzw. Bewegung beeinträchtigen könnten. Die Bewegungen sollten flüssig und nicht ruckartig sein; je entspannter Sie dabei sind, desto größer ist die Wirkung. Die Atmung ist sehr ruhig, und die Atmungsphasen müssen wie angegeben mit den Bewegungen koordiniert werden.

TEST vor Anwendung der Selbstbehandlung
ROTKEHLCHEN

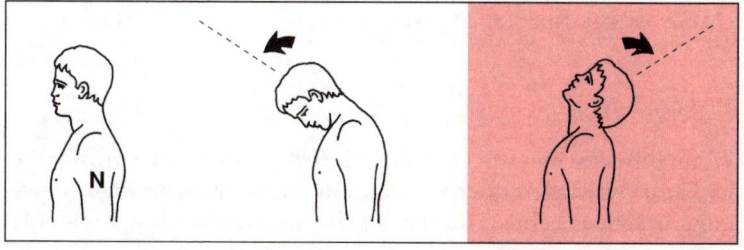

Ausgangsstellung für den Test: Aufrecht, aber entspannt stehen oder sitzen.
- Weiße Figur: Langsam Kopf und Hals nach vorn beugen.
- In die Ausgangsstellung zurückkehren.
- Roséfarbene Figur: Kopf und Hals langsam nach hinten strecken.

Testergebnis A

Wenn beim Beugen nach *vorn* (weiße Figur) Unbehagen oder Schmerzen auftreten oder sich verschlimmern, oder wenn diese Bewegung eingeschränkt ist, führen Sie die Selbstbehandlung wie folgt aus:

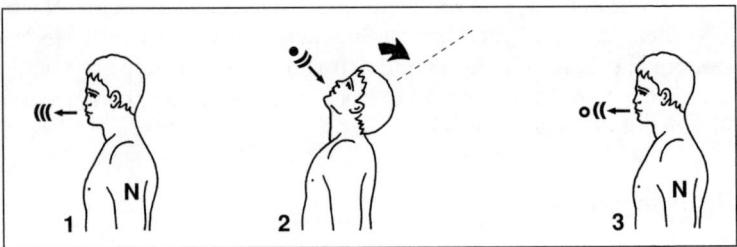

1. Ausgangsstellung: Aufrecht und entspannt stehen oder sitzen. Atmen Sie vollkommen aus (Bauch rein).
2. *Während* Sie vollkommen einatmen (Bauch raus), strecken Sie Kopf und Hals soweit es bequem geht nach *hinten*, ohne zu forcieren. Halten Sie die Luft 5 Sekunden lang an.
3. *Während* Sie langsam ausatmen (Bauch rein), kehren Sie in die Ausgangsstellung zurück und machen eine 5-Sekunden-Pause mit entleerter Lunge.

Wiederholen Sie den Vorgang (Abb. 2 und 3) insgesamt fünfmal hintereinander.

DIE SELBSTBEHANDLUNG IST BEENDET.

Testergebnis B

Wenn Ihre Beschwerden sich beim Strecken nach *hinten* (roséfarbene Figur) einstellen oder verschlimmern, oder wenn diese Bewegung beschwerlich ist, führen Sie die Selbstbehandlung wie folgt aus:
1. Ausgangsstellung: Aufrecht und entspannt stehen oder sitzen. Atmen Sie ein (Bauch raus).
2. *Während* Sie langsam ausatmen (Bauch rein), beugen Sie Kopf und Hals soweit es bequem geht nach *vorn*, ohne zu forcieren. Halten Sie den Atem 5 Sekunden lang an.

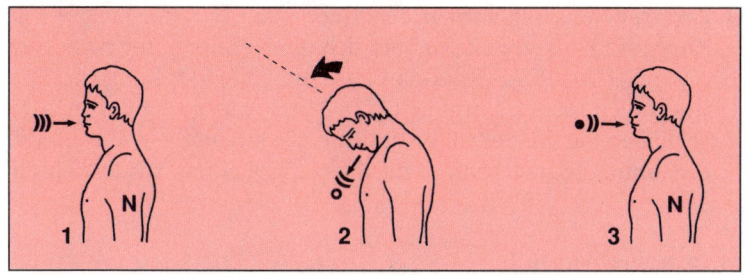

3. *Während* Sie einatmen (Bauch raus), kehren Sie in die Ausgangs-
stellung zurück und halten die Luft 5 Sekunden lang an.
Wiederholen Sie den Vorgang (Abb. 2 und 3) insgesamt fünfmal.
DIE SELBSTBEHANDLUNG IST BEENDET.

Das ROTKEHLCHEN zur Nachsorge

Wenn Ihre Beschwerden ganz verschwunden sind, nehmen Sie das
ROTKEHLCHEN in Ihr Nachsorgeprogramm auf. Führen Sie es zwei-
bis dreimal pro Woche aus; wählen Sie Anwendungsform A, wenn
Sie zur Selbstbehandlung die weißen Figuren, und B, wenn Sie
zuvor die roséfarbenen Figuren befolgt haben.

Anwendungsform A

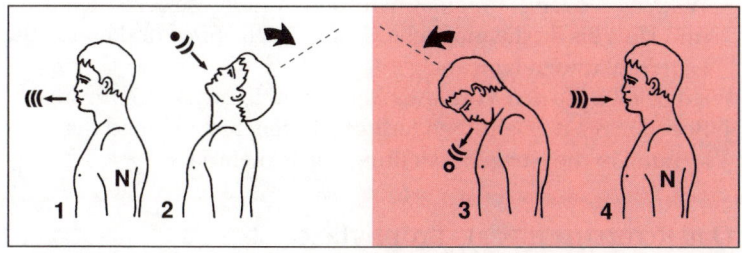

1. Ausgangsstellung: Aufrecht, aber nicht steif sitzen oder stehen.
Atmen Sie aus (Bauch rein).
2. *Während* Sie langsam einatmen (Bauch raus), strecken Sie Kopf
und Hals soweit wie möglich nach *hinten*. Halten Sie die Luft
5 Sekunden lang an.

3. *Während* Sie vollkommen ausatmen (Bauch rein), beugen Sie Kopf und Hals soweit wie möglich ohne zu forcieren nach *vorn* und machen die 5-Sekunden-Pause mit entleerter Lunge.

Wiederholen Sie den Vorgang (Abb. 2 und 3) insgesamt fünfmal.

4. Schließen Sie die Selbstbehandlung ab, indem Sie während der Einatmung (Bauch raus) in die Ausgangsstellung zurückkehren.

Anwendungsform B

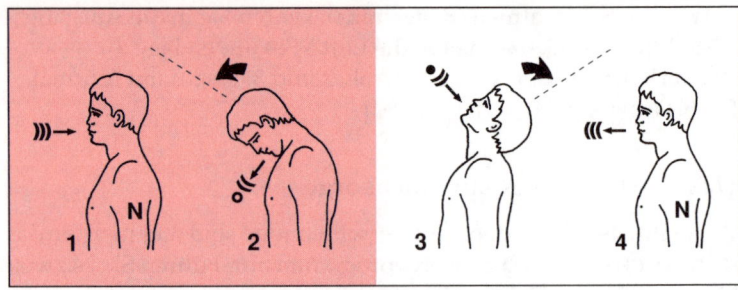

1. Ausgangsstellung: Aufrecht und entspannt sitzen oder stehen. Einatmen (Bauch raus).

2. *Während* Sie vollkommen ausatmen (Bauch rein), beugen Sie Kopf und Hals soweit es bequem geht nach *vorn* und machen eine 5-Sekunden-Pause mit entleerter Lunge.

3. *Während* Sie langsam einatmen (Bauch raus), strecken Sie Kopf und Hals bis an die mögliche Grenze nach *hinten* und halten die Luft 5 Sekunden lang an.

Wiederholen Sie den Vorgang (Abb. 2 und 3) insgesamt fünfmal.

4. Beenden Sie die Selbstbehandlung, indem Sie während der Ausatmung in die Ausgangsstellung zurückkehren.

Das ROTKEHLCHEN als Prophylaxe

Zwei- bis dreimal wöchentlich ausgeführt, hilft das ROTKEHLCHEN, Ihre Halswirbelsäule beweglich und geschmeidig zu halten, beugt gegen Verspannungen und Blockierungen vor und steigert das Allgemeinbefinden. Wählen Sie Anwendungsform A oder B, je nachdem, welche Ihnen angenehmer ist.

Zitronengirlitz · *Selbstbehandlung Nr. 1042*

Die Selbstbehandlung Zitronengirlitz hilft bei Schmerzen und Beschwerden im Bereich des Hinterkopfes, die mitunter von Ausstrahlung in die Schultern begleitet sind. Sie ist ebenfalls wirksam bei Schmerzzuständen im oberen Brustwirbelbereich. Außerdem hilft sie bei Kopfweh, steifem Hals und der Wiederherstellung der Beweglichkeit in der Halswirbelsäule.

Bewegungsebene: Drehen des Kopfes und Bewegung des Arms auf der Horizontalebene.

Besondere Hinweise

Diese Selbstbehandlung wird am besten im Stehen (ohne Schuhe), kann aber auch im Sitzen ausgeübt werden. Die Bewegungen sollen langsam und flüssig sein. Es ist wichtig, daß Sie darauf achten, daß Sie nur den Kopf drehen und wie angegeben den Arm bewegen, nicht aber die Schultern und den Oberkörper, die in ihrer neutralen Stellung (aufrecht, aber nicht steif) bleiben sollen. Ebenso wichtig ist es, den Kopf in der erforderlichen Stellung zu halten, ohne die Halsmuskulatur zu verspannen. Das heißt, daß die Drehung zwar vollständig (soweit es bequem geht), aber nicht forciert sein soll.

TEST vor Ausübung der Selbstbehandlung
ZITRONENGIRLITZ

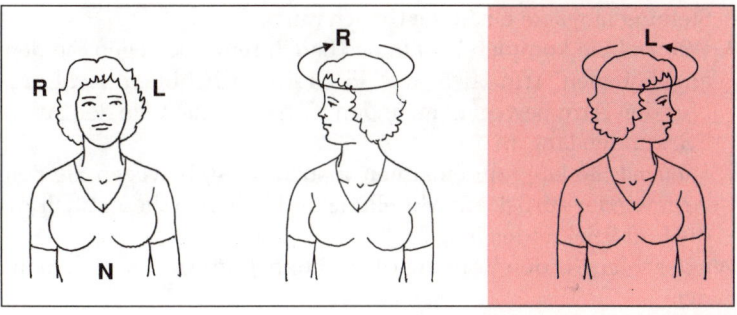

Ausgangsstellung: Aufrecht, aber nicht steif, ohne Schuhe, stehen.
- Weiße Figur: Drehen Sie den Kopf langsam nach rechts.
- Drehen Sie den Kopf in die Ausgangsstellung zurück.
- Roséfarbene Figur: Drehen Sie den Kopf langsam nach links.

Testergebnis A

Wenn die Kopfdrehung nach *rechts* (weiße Figur) Unbehagen oder Schmerz verursacht oder verschlimmert, oder wenn diese Bewegung im Vergleich mit der anderen Seite eingeschränkt ist, führen Sie die Selbstbehandlung folgendermaßen aus:

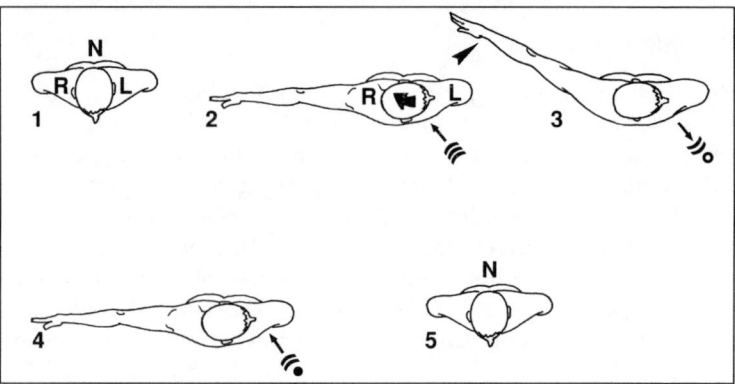

1. Ausgangsstellung: Ohne Schuhe, aufrecht und entspannt stehen.
2. Kopf langsam nach *links* bis an die äußerste mögliche Grenze drehen (vor der Schmerzschwelle einhalten), nicht forcieren. Den *rechten* Arm seitlich in Schulterhöhe heben und in dieser Stellung langsam einatmen (Bauch raus).
3. *Während* Sie komplett ausatmen (Bauch rein), bewegen Sie den angehobenen Arm leicht (ca. 15 Grad) nach hinten. Achtung: Nur den Arm bewegen, nicht den Körper! Halten Sie den Atem 5 Sekunden lang an.
4. *Während* Sie langsam einatmen (Bauch raus), bewegen Sie den Arm wieder zurück zur Mittellinie und halten in dieser Stellung die Luft 5 Sekunden lang an.
Wiederholen Sie den Vorgang (Abb. 3 und 4) fünfmal hintereinander.

5. Beenden Sie die Selbstbehandlung, indem Sie nach der fünften Einatmungspause mit Kopf und Arm wieder in die Ausgangsstellung zurückkehren.

Testergebnis B

Wenn die Kopfdrehung nach *links* (roséfarbene Figur) Unbehagen oder Schmerz verursacht oder verschlimmert, oder wenn diese Bewegung im Vergleich mit der entgegengesetzten Seite eingeschränkt ist, führen Sie den ZITRONENGIRLITZ wie folgt aus:

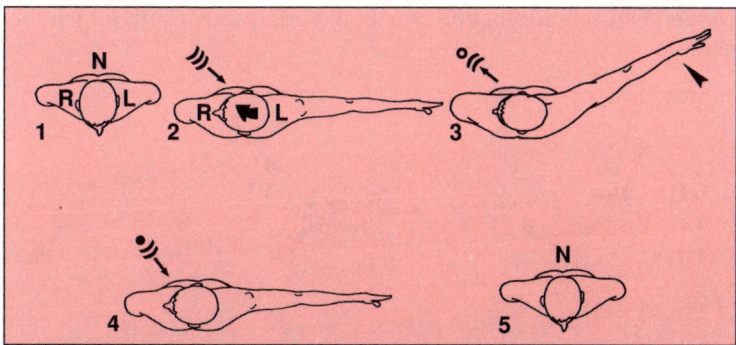

1. Ausgangsstellung: Ohne Schuhe, aufrecht und entspannt stehen.
2. Den Kopf langsam nach *rechts* bis an die mögliche Grenze drehen, ohne die Schmerzgrenze zu überschreiten und ohne zu forcieren. Den *linken* Arm seitlich in Schulterhöhe heben und in dieser Stellung langsam einatmen (Bauch raus).
3. *Während* Sie langsam ausatmen (Bauch rein), bewegen Sie den ausgestreckten Arm leicht nach hinten, ohne den Oberkörper dabei zu bewegen; halten Sie den Atem 5 Sekunden lang an.
4. *Während* Sie wieder einatmen (Bauch raus), bewegen Sie den Arm wieder zur Mittellinie zurück; halten Sie die Luft 5 Sekunden lang an.
Wiederholen Sie den Vorgang (Abb. 3 und 4) fünfmal hintereinander.
5. Beenden Sie die Selbstbehandlung, indem Sie nach der fünften Atmungspause langsam Kopf und Arm in die Ausgangsstellung zurückbewegen.

Der Zitronengirlitz zur Nachsorge

Wenn Sie Ihren normalen Gesundheitszustand wieder hergestellt haben und vermeiden möchten, daß die Beschwerden erneut auftreten, sollten Sie den Zitronengirlitz zwei- bis dreimal pro Woche anwenden, und zwar wie in den Beispielen A oder B abgebildet:

Anwendungsform A

Wenn Sie zur Selbstbehandlung den Zitronengirlitz gemäß den weißen Figuren durchgeführt haben, verfahren Sie nun folgendermaßen:

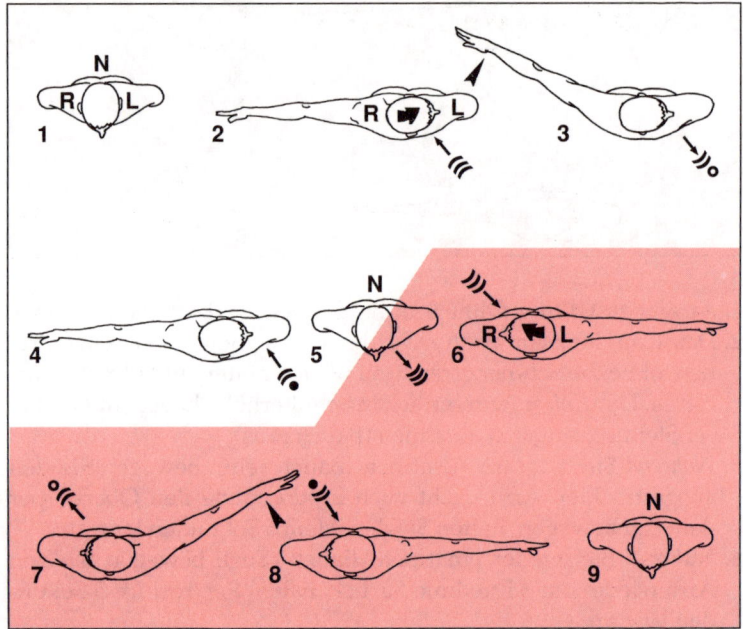

1. Ausgangsstellung.
2. Kopf langsam nach *links* bis an die äußerste mögliche Grenze drehen, den *rechten* Arm seitlich in Schulterhöhe heben und in dieser Stellung einatmen (Bauch raus).

3. *Während* Sie langsam ausatmen (Bauch rein), bewegen Sie den gestreckten Arm leicht nach hinten, ohne dabei den Oberkörper zu drehen; halten Sie in dieser Stellung den Atem 5 Sekunden lang an.
4. *Während* Sie wieder einatmen (Bauch raus), bewegen Sie den Arm zur Mittellinie zurück; halten Sie die Luft 5 Sekunden lang an.

Wiederholen Sie den Vorgang (Abb. 3 und 4) fünfmal hintereinander.

5. Kehren Sie nach der fünften Einatmungspause in die Ausgangsstellung zurück; atmen Sie aus (Bauch rein).
6. Nehmen Sie nun die Gegenstellung ein, indem Sie einatmen, dabei den Kopf nach *rechts* drehen und den *linken* Arm seitlich in Schulterhöhe heben und die Luft 5 Sekunden lang anhalten.
7. *Während* Sie komplett ausatmen (Bauch rein), bewegen Sie den gestreckten Arm leicht nach hinten, ohne den Oberkörper dabei zu bewegen; halten Sie den Atem 5 Sekunden lang an.
8. *Während* Sie einatmen (Bauch raus), bewegen Sie den gestreckten Arm in die Mittelstellung zurück; halten Sie die Luft 5 Sekunden lang an.

Wiederholen Sie den Vorgang (Abb. 7 und 8) fünfmal hintereinander.

9. Beenden Sie die Selbstbehandlung, indem Sie nach der fünften Einatmungspause mit Kopf und Arm langsam in die Ausgangsstellung zurückkehren.

Anwendungsform B

Wenn Sie zur Selbstbehandlung den ZITRONENGIRLITZ entsprechend den roséfarbenen Figuren ausgeführt haben, verfahren Sie jetzt zur Nachsorge wie folgt:
1. Ausgangsstellung.
2. Kopf langsam nach *rechts* bis an die mögliche Grenze drehen, den *linken* Arm seitlich in Schulterhöhe heben und einatmen (Bauch raus).
3. *Während* Sie ausatmen (Bauch rein), bewegen Sie den gestreckten Arm nach hinten, ohne den Oberkörper zu bewegen, und halten den Atem 5 Sekunden lang an.

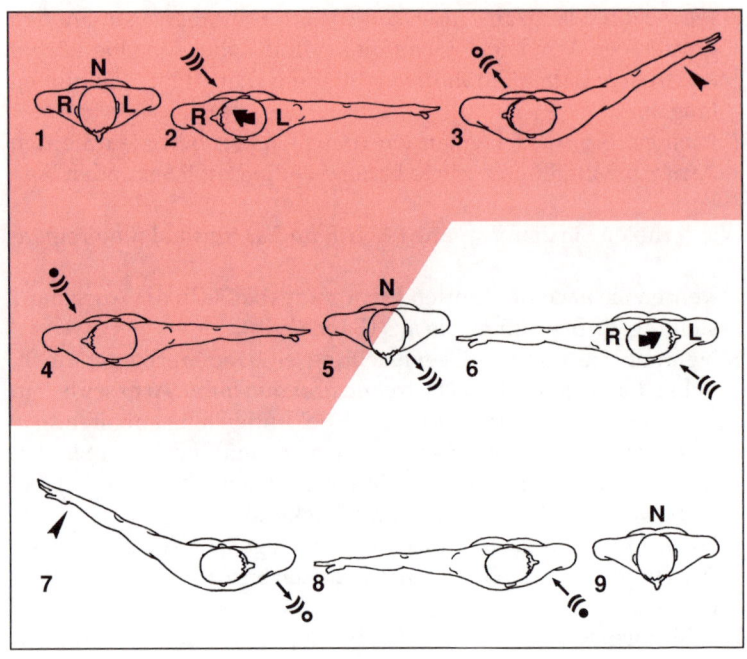

4. *Während* Sie einatmen (Bauch raus), bewegen Sie den Arm zur Mittelstellung zurück und halten die Luft 5 Sekunden lang an.
Wiederholen Sie den Vorgang (Abb. 3 und 4) fünfmal hintereinander.

5. Kehren Sie nach der fünften Einatmungspause langsam in die Ausgangsstellung zurück, und atmen Sie aus.

6. Jetzt Kopf langsam bis an die mögliche Grenze nach *links* drehen, den *rechten* Arm seitlich in Schulterhöhe heben, in dieser Stellung einatmen (Bauch raus) und die Luft 5 Sekunden lang anhalten.

7. *Während* Sie komplett ausatmen (Bauch rein), bewegen Sie den gestreckten Arm leicht nach hinten, ohne den Oberkörper dabei zu bewegen, und halten den Atem 5 Sekunden lang an.

8. *Während* Sie wieder einatmen (Bauch raus), bewegen Sie den Arm zur Mittellinie zurück und halten die Luft 5 Sekunden lang an.

Wiederholen Sie den Vorgang (Abb. 7 und 8) fünfmal hintereinander.

9. Beenden Sie die Selbstbehandlung, indem Sie nach der fünften Einatmungspause in die Ausgangsstellung zurückkehren und ausatmen.

Der ZITRONENGIRLITZ als Prophylaxe

Zwei- bis dreimal pro Woche angewendet, hält der ZITRONENGIR-LITZ Ihre Halswirbelsäule beweglich, beugt Kopf- und Schulterschmerzen vor. Wenden Sie Anwendungsform A oder B an, je nachdem, welche Ihnen angenehmer ist.

Die Selbstbehandlung HAUSROTSCHWANZ lindert und beseitigt Beschwerden in der Halswirbelsäule: steifen Hals mit Ausstrahlung in Schultern und Arme, Kopfschmerzen, Schwindelgefühl und Blockierung beim Drehen des Kopfes. Sie ist besonders gut geeignet für Menschen, deren Beschwerden nicht nur in der Halswirbelsäule, sondern auch in der Lendenwirbelsäule auftreten.

Bewegungsebene: Drehen des Kopfes auf der Horizontalebene, anziehen und strecken der Füße auf der Sagittalebene.

Besondere Hinweise

Die Selbstbehandlung wird in Rückenlage auf einer harten Fläche, am besten auf dem Teppichboden, ohne Kopfkissen ausgeführt. Bei dieser Selbstbehandlung wird der Kopf gedreht, und gleichzeitig werden die Füße angezogen und gestreckt. Die Kopf- und Fußbewegungen sind sanft und fließend, keinesfalls forciert oder ruckartig.

TEST vor Ausführung der Selbstbehandlung
HAUSROTSCHWANZ

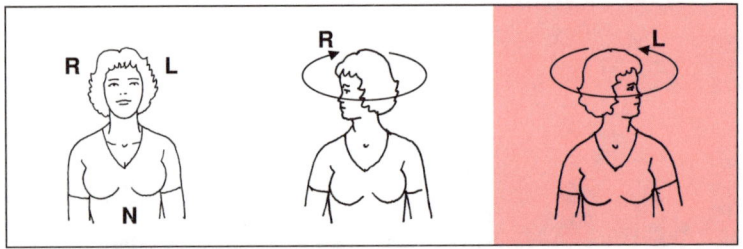

Ausgangsstellung für den Test: Aufrecht und entspannt sitzen.
- Weiße Figur: Drehen Sie den Kopf soweit wie möglich nach rechts.
- Kehren Sie in die Ausgangsstellung zurück.
- Roséfarbene Figur: Drehen Sie den Kopf soweit wie möglich nach links.

Testergebnis A

Wenn Ihnen das Drehen des Kopfes nach *rechts* (weiße Figur) Beschwerden verursacht, Ihre bestehenden Schmerzen verschlimmert, oder wenn diese Bewegung im Vergleich zur Gegenseite eingeschränkt ist, führen Sie die Selbstbehandlung wie folgt aus:

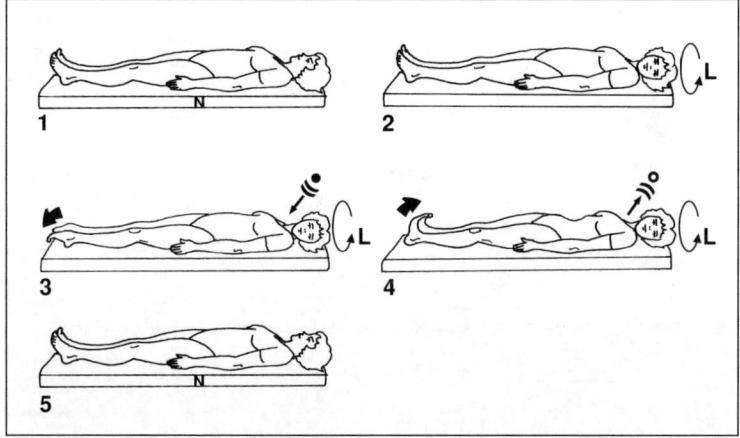

1. Ausgangsstellung: In Rückenlage ohne Kopfkissen auf einer harten Fläche liegen.
2. Drehen Sie langsam den Kopf soweit es geht nach *links*, ohne zu forcieren.
3. *Während* Sie langsam einatmen (Bauch raus), strecken Sie die Fußspitzen Richtung Boden. Halten Sie die Luft 5 Sekunden lang an.
4. *Während* Sie komplett ausatmen (Bauch rein), ziehen Sie die Fußspitzen zum Körper heran und halten den Atem 5 Sekunden lang an.

Wiederholen Sie den Vorgang (Abb. 3 und 4) fünfmal hintereinander.

5. Nach Abschluß der 5 Atmungszyklen kehren Sie mit Kopf und Füßen in die Ausgangsstellung zurück und entspannen sich.

DIE SELBSTBEHANDLUNG IST BEENDET.

Testergebnis B

Wenn das Drehen des Kopfes nach *links* (roséfarbene Figur) schmerzhaft ist oder bestehende Beschwerden verstärkt, oder wenn diese Bewegung im Vergleich zur Gegenseite eingeschränkt ist, führen Sie die Selbstbehandlung wie folgt aus:

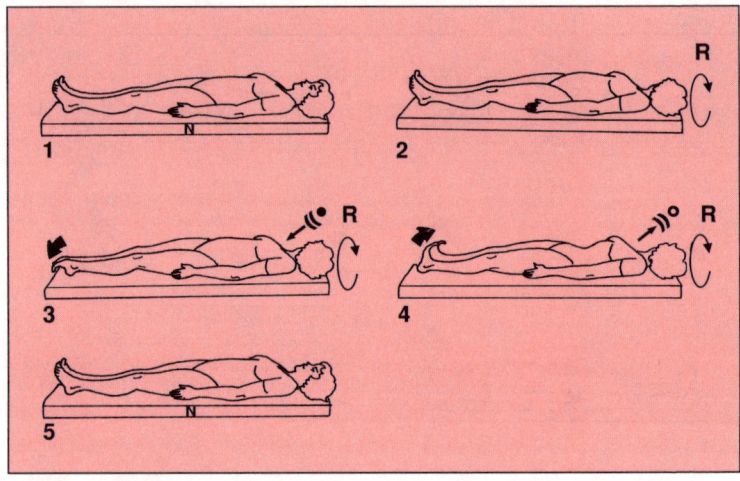

1. Ausgangsstellung: In Rückenlage, ohne Kopfkissen auf einer harten Fläche.
2. Drehen Sie den Kopf langsam nach *rechts* bis an die mögliche Bewegungsgrenze. Forcieren Sie nicht, sondern halten Sie ein, bevor Sie Unbehagen empfinden. Bleiben Sie in dieser Stellung.
3. *Während* Sie langsam einatmen (Bauch raus), strecken Sie die Fußspitzen Richtung Boden und halten die Luft 5 Sekunden lang an.
4. *Während* Sie komplett ausatmen (Bauch rein), ziehen Sie die Fußspitzen zum Körper heran und halten den Atem 5 Sekunden lang an.
Wiederholen Sie den Vorgang (Abb. 3 und 4) fünfmal hintereinander.
5. Nach Abschluß der 5 Atmungszyklen kehren Sie in die Ausgangsstellung zurück und entspannen sich.
DIE SELBSTBEHANDLUNG IST BEENDET.

Der HAUSROTSCHWANZ zur Nachsorge

Um zu verhindern, daß Ihre alten Schmerzen wieder auftreten oder neue sich einstellen, führen Sie den HAUSROTSCHWANZ zwei- bis dreimal pro Woche aus. Richten Sie sich dabei nach den Anwendungsformen A oder B, je nachdem, welches Testergebnis Sie befolgt haben.

Anwendungsform A

Wenn Sie zuvor die weißen Figuren befolgt haben, verfahren Sie nun zur Nachsorge folgendermaßen:

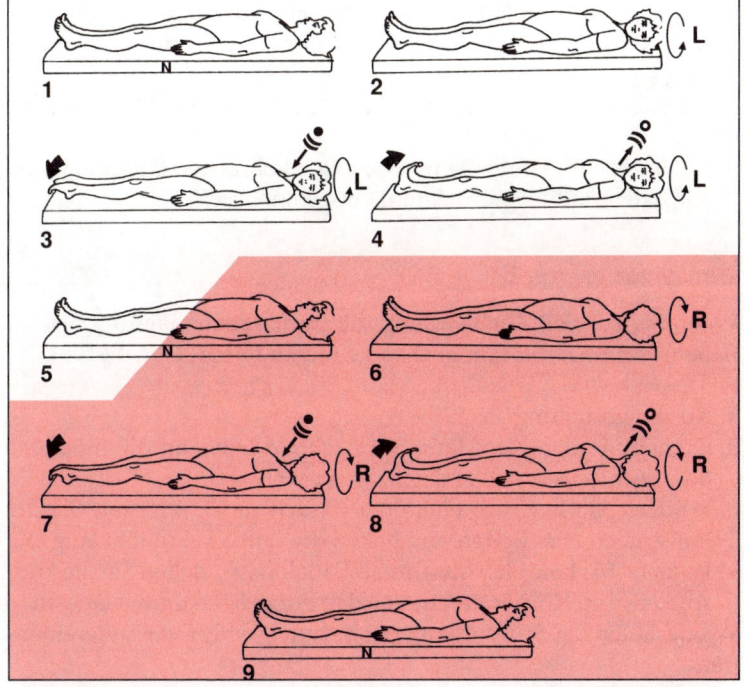

1. Ausgangsstellung.
2. Drehen Sie den Kopf langsam nach *links;* bleiben Sie in dieser Stellung.

3. *Während* Sie langsam einatmen (Bauch raus), strecken Sie die Fußspitzen zum Boden und halten die Luft 5 Sekunden lang an.

4. *Während* Sie komplett ausatmen (Bauch rein), ziehen Sie die Fußspitzen an den Körper heran und halten den Atem 5 Sekunden lang an.

Wiederholen Sie den Vorgang (Abb. 3 und 4) fünfmal hintereinander.

5. Kehren Sie nach den 5 Atmungszyklen in die Ausgangsstellung zurück.

6. Drehen Sie den Kopf soweit es bequem geht nach *rechts*, bleiben Sie in dieser Stellung.

7. *Während* Sie langsam einatmen (Bauch raus), strecken Sie die Fußspitzen zum Boden und halten die Luft 5 Sekunden lang an.

8. *Während* Sie komplett ausatmen (Bauch rein), ziehen Sie die Fußspitzen zum Körper heran und halten den Atem 5 Sekunden lang an.

Wiederholen Sie den Vorgang (Abb. 7 und 8) fünfmal hintereinander.

9. Nach Abschluß der 5 Atmungszyklen kehren Sie langsam in die Ausgangsstellung zurück und entspannen sich.

Anwendungsform B

Wenn Sie zur Selbstbehandlung die roséfarbenen Figuren befolgt haben, verfahren Sie zur Nachsorge folgendermaßen:

1. Ausgangsstellung.

2. Drehen Sie den Kopf langsam nach *rechts* bis an die mögliche Bewegungsgrenze. Bleiben Sie in dieser Stellung.

3. *Während* Sie langsam einatmen (Bauch raus), strecken Sie die Fußspitzen zum Boden und halten die Luft 5 Sekunden lang an.

4. *Während* Sie komplett ausatmen (Bauch rein), ziehen Sie die Fußspitzen zum Körper und halten den Atem 5 Sekunden lang an.

Wiederholen Sie den Vorgang (Abb. 3 und 4) fünfmal hintereinander.

5. Kehren Sie nach Abschluß der 5 Atmungszyklen in die Ausgangsstellung zurück.

6. Nun drehen Sie den Kopf langsam soweit wie möglich ohne zu forcieren nach *links* und bleiben in dieser Stellung.

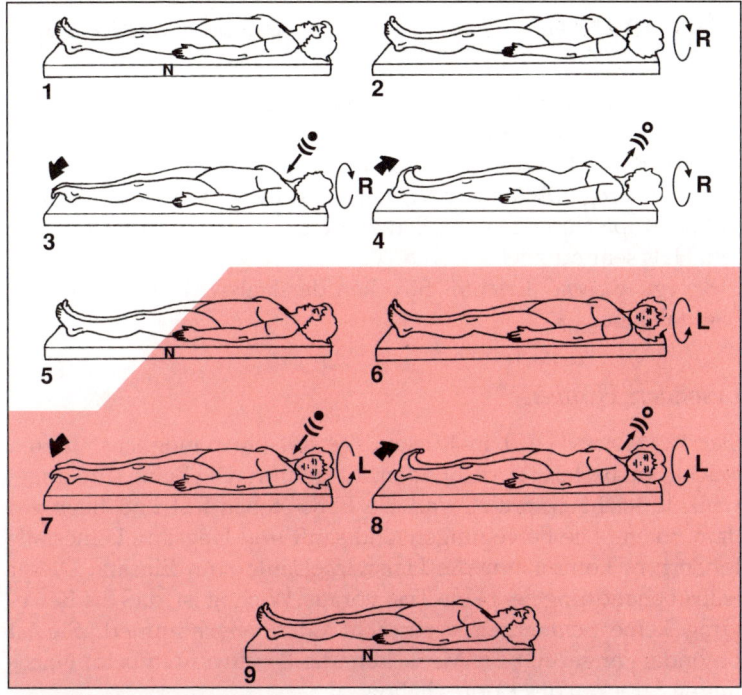

7. *Während* Sie langsam einatmen (Bauch raus), strecken Sie die Fußspitzen zum Boden und halten die Luft 5 Sekunden lang an.
8. *Während* Sie komplett ausatmen (Bauch rein), ziehen Sie die Fußspitzen zum Körper und halten den Atem 5 Sekunden lang an.
Wiederholen Sie den Vorgang (Abb. 7 und 8) fünfmal.
9. Kehren Sie nach Abschluß der 5 Atmungszyklen in die Ausgangsstellung zurück, und entspannen Sie sich.

Der HAUSROTSCHWANZ zur Prophylaxe

Wie eingangs erwähnt, wirkt auch diese Selbstbehandlung sehr günstig auf Hals- und Lendenwirbelsäule. Es lohnt sich also, sie in Ihr Prophylaxeprogramm aufzunehmen. Zwei- bis dreimal pro Woche ausgeführt – Anwendungsform A oder B, je nachdem, welche Ihnen angenehmer ist –, hilft sie Ihnen, gesund und beweglich zu bleiben.

Kormoran *Selbstbehandlung Nr. 3595*

Diese Selbstbehandlung lindert und beseitigt Nackenschmerzen, mit oder ohne Ausstrahlung in die Schultern und Arme. Sie steigert die Beweglichkeit der Halswirbelsäule und behebt das Steife- und Schweregefühl an der Nackenbasis. Der KORMORAN hilft sehr gut bei Kopfschmerzen und Schwindelgefühl und ist auch bei steifem Hals sehr nützlich.

Bewegungsebene: Leichtes Strecken der Halswirbelsäule auf der Sagittalebene.

Besondere Hinweise

Der KORMORAN wird in Rückenlage auf einer möglichst harten Fläche, am besten Teppichboden, ausgeführt. Die Beine sind angewinkelt, leicht gespreizt, und die Füße stehen fest und flach auf dem Boden. Die Bewegungen sind sanft und langsam, keinesfalls forciert; es kommt nur die Halswirbelsäule zum Einsatz. Dieser Selbstbehandlung geht kein Test voraus. Wichtig ist, daß die Bewegung keine Schmerzen verursacht oder verschlimmert. Sie ist besonders angezeigt für Menschen, die Beschwerden beim Nach-hinten-Strecken des Kopfes haben.

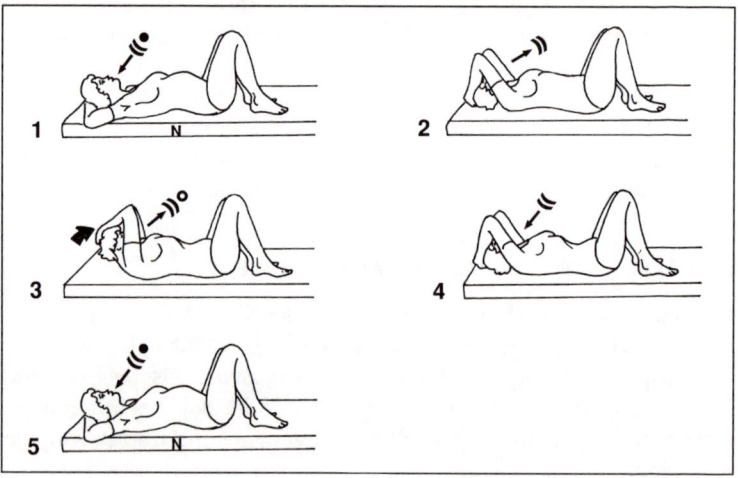

1. Ausgangsstellung: In Rückenlage auf dem Teppichboden, Beine angewinkelt und leicht gespreizt, Füße fest auf dem Boden. Legen Sie die verschränkten Hände kurz über dem Nackenansatz unter den Kopf. Achten Sie darauf, daß Schultern und Arme flach auf dem Boden liegen. Atmen Sie ein (Bauch raus), und halten Sie die Luft 5 Sekunden lang an.
2. *Während* Sie beginnen auszuatmen (Bauch rein), heben Sie die Ellbogen wie abgebildet.
3. Indem Sie weiterhin ausatmen, ziehen Sie sanft mit den Armen den Kopf so weit nach vorn, daß das Kinn möglichst auf der Brust ruht. Es wird praktisch nur die Halswirbelsäule mit einbezogen, nicht oder nur sehr geringfügig die restliche Wirbelsäule. Forcieren Sie also nicht! Halten Sie in dieser Stellung den Atem 5 Sekunden lang an.
4. *Während* Sie beginnen einzuatmen (Bauch raus), gehen Sie mit dem Kopf wieder sanft auf die Liege zurück.
5. Indem Sie ganz einatmen, legen Sie die Arme wieder flach und entspannt ab und halten die Luft 5 Sekunden lang an.
Wiederholen Sie den gesamten Vorgang (Abb. 1 bis 5) fünfmal hintereinander.
DIE SELBSTBEHANDLUNG IST BEENDET.

Der KORMORAN zur Nachsorge und als Prophylaxe

Die Selbstbehandlung KORMORAN hilft Ihnen nicht nur, Ihre alten Beschwerden loszuwerden, sondern auch das Auftreten von neuen zu vermeiden. Im übrigen wirkt sie insgesamt äußerst entspannend. Sie eignet sich daher ausgezeichnet zur Nachsorge und als Prophylaxe. Sie wissen ja, zwei- bis dreimal pro Woche!

Die Selbstbehandlung DUPONTLERCHE wirkt lindernd bei Schmerzen und Beschwerden im Bereich des Hinterkopfes und des oberen Rückens (oberster Abschnitt der Brustwirbelsäule). Außerdem hilft sie bei Kopfweh, steifem Hals und wenn die Kopfdrehung von einem knirschenden Geräusch begleitet ist. Sie dient auch der Wiederherstellung der Beweglichkeit der Halswirbelsäule.

Bewegungsebene: Drehen des Kopfes und Bewegung des Arms auf der Horizontalebene.

Besondere Hinweise

Diese Selbstbehandlung wird am besten im Stehen (ohne Schuhe), kann aber auch im Sitzen ausgeführt werden. Die Bewegungen sollen langsam und fließend sein. Es ist wichtig, daß Sie darauf achten, nur den Kopf zu drehen und wie angegeben den Arm zu bewegen, nicht aber Schultern und Oberkörper, die in ihrer neutralen Stellung (aufrecht, aber nicht steif) bleiben sollen. Ebenso wichtig ist es, den Kopf in der erforderlichen Stellung zu halten, ohne die Halsmuskulatur zu verspannen. Das heißt, daß die Drehung zwar vollständig (so weit es bequem geht), aber nicht forciert sein soll.

Wenn Ihnen die Armstellung Beschwerden verursacht, wenden Sie diese Selbstbehandlung nicht an.

TEST vor Ausübung der Selbstbehandlung
DUPONTLERCHE

Ausgangsstellung: Ohne Schuhe, aufrecht, aber nicht steif stehen.

- Weiße Figur: Drehen Sie den Kopf langsam bis an die mögliche Grenze nach rechts.
- Drehen Sie den Kopf in die Ausgangsstellung zurück.
- Roséfarbene Figur: Drehen Sie den Kopf langsam so weit es geht nach links.

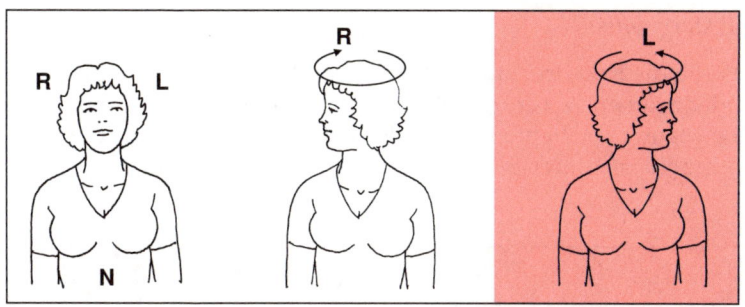

Testergebnis A

Wenn die Kopfdrehung nach *rechts* (weiße Figur) Unbehagen oder Schmerzen verursacht oder verschlimmert, oder wenn diese Bewegung im Vergleich mit der anderen Seite eingeschränkt ist, führen Sie die Selbstbehandlung folgendermaßen aus:

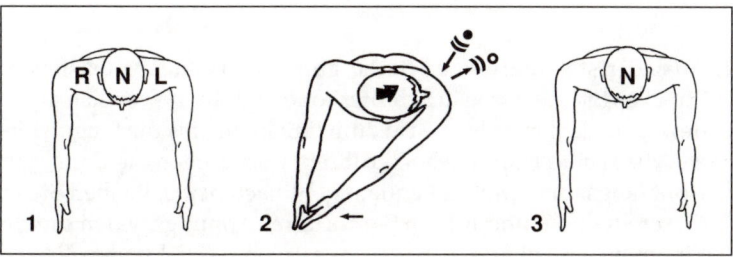

1. Ausgangsstellung: Ohne Schuhe, aufrecht und entspannt stehen. Strecken Sie die Arme in Schulterhöhe und -breite vor sich aus.
2. Bewegen Sie den gestreckten *linken* Arm so weit zum rechten hin, bis dessen Fingerspitzen die rechte Handfläche berühren. Dann drehen Sie den Kopf langsam so weit es bequem geht nach *links*. Bleiben Sie in dieser Stellung, und führen Sie 5 komplette Zilgrei-Atmungszyklen durch: Einatmen – 5 Sekunden Pause, ausatmen – 5 Sekunden Pause, fünfmal wiederholen.
3. Beenden Sie die Selbstbehandlung, indem Sie nach den 5 Atmungszyklen mit Kopf und Arm wieder in die Ausgangsstellung zurückkehren und sich entspannen.

Testergebnis B

Wenn die Kopfdrehung nach *links* (roséfarbene Figur) Unbehagen oder Schmerzen verursacht oder verschlimmert, oder wenn diese Bewegung im Vergleich mit der entgegengesetzten Seite eingeschränkt ist, führen Sie die DUPONTLERCHE wie folgt aus:

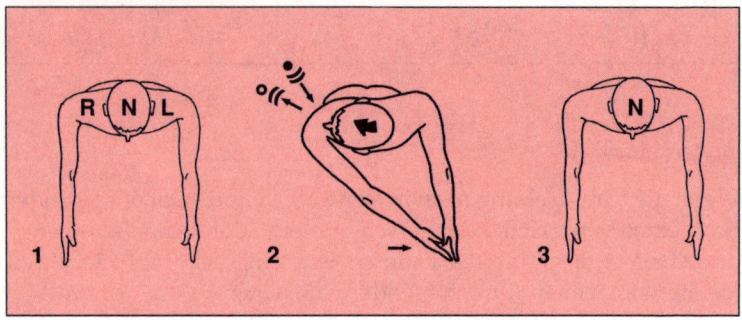

1. Ausgangsstellung: Ohne Schuhe, aufrecht und entspannt stehen. Strecken Sie die Arme in Schulterhöhe und -breite vor sich aus.
2. Bewegen Sie den *rechten* Arm zum linken hin, bis die Fingerspitzen die rechte Handfläche berühren, und drehen Sie dann den Kopf langsam soweit es bequem geht nach *rechts*. Bleiben Sie in dieser Stellung, und führen Sie 5 Zilgrei-Atmungszyklen durch: Einatmen - 5 Sekunden Pause, ausatmen – 5 Sekunden Pause, fünfmal wiederholen.
3. Beenden Sie die Selbstbehandlung, indem Sie nach den 5 Atmungszyklen langsam Kopf und Arm in die Ausgangsstellung zurückbewegen und sich entspannen.

Die DUPONTLERCHE zur Nachsorge

Wenn Sie Ihren normalen Gesundheitszustand wiederhergestellt haben und vermeiden möchten, daß die Beschwerden erneut auftreten, sollten Sie die DUPONTLERCHE zwei- bis dreimal pro Woche anwenden, und zwar wie in den Beispielen A oder B gezeigt:

Anwendungsform A

Wenn Sie zur Selbstbehandlung die DUPONTLERCHE gemäß den weißen Figuren durchgeführt haben, verfahren Sie nun folgendermaßen:

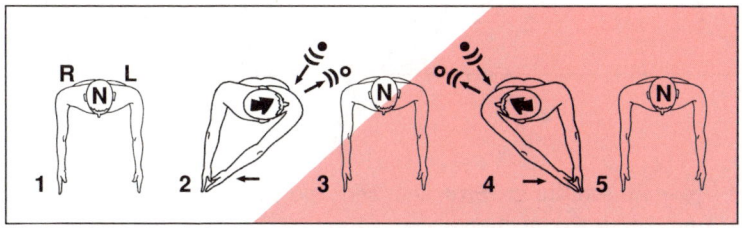

1. Ausgangsstellung: Strecken Sie die Arme in Schulterhöhe und -breite vor sich aus.
2. Bewegen Sie den *linken* zum rechten Arm hin, bis die Fingerspitzen die rechte Handfläche berühren. Drehen Sie langsam den Kopf so weit es geht nach *links*. Bleiben Sie in dieser Stellung, und führen Sie 5 komplette Zilgrei-Atmungszyklen durch: Einatmen – 5 Sekunden Pause, ausatmen – 5 Sekunden Pause, fünfmal wiederholen.
3. Kehren Sie nach den 5 Atmungszyklen in die Ausgangsstellung zurück.
4. Nehmen Sie nun die Gegenstellung ein, indem Sie den *rechten* Arm zum linken führen, bis Sie die linke Handfläche berühren und den Kopf so weit es bequem geht nach *rechts* drehen. Führen Sie in dieser Stellung nochmals 5 Zilgrei-Atmungszyklen durch: Einatmen – 5 Sekunden Pause, ausatmen – 5 Sekunden Pause, fünfmal wiederholen.
5. Beenden Sie die Selbstbehandlung, indem Sie nach den 5 Atmungszyklen mit Kopf und Arm langsam in die Ausgangsstellung zurückkehren und sich entspannen.

Anwendungsform B

Wenn Sie zur Selbstbehandlung die DUPONTLERCHE entsprechend den roséfarbenen Figuren ausgeführt haben, verfahren Sie jetzt zur Nachsorge wie folgt:

185

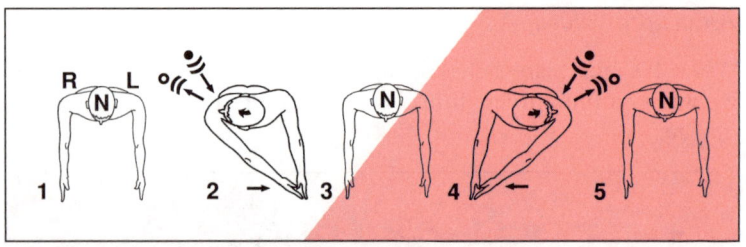

1. Ausgangsstellung: Strecken Sie die Arme in Schulterhöhe und -breite vor sich aus.
2. Führen Sie den *rechten* Arm zum linken, bis die Fingerspitzen die linke Handfläche berühren. Drehen Sie den Kopf langsam bis an die mögliche Grenze nach *rechts*. Bleiben Sie in der Stellung, und führen Sie 5 Zilgrei-Atmungszyklen durch: Einatmen – 5 Sekunden Pause, ausatmen – 5 Sekunden Pause, fünfmal wiederholen.
3. Kehren Sie nach den 5 Atmungszyklen langsam in die Ausgangsstellung zurück, und entspannen Sie sich.
4. Jetzt den *linken* Arm zum rechten führen, bis Sie mit den Fingerspitzen die rechte Handfläche berühren. Dann drehen Sie den Kopf langsam bis an die mögliche Grenze nach *links*. Führen Sie in dieser Stellung 5 Zilgrei-Atmungszyklen durch: Einatmen – 5 Sekunden Pause, ausatmen – 5 Sekunden Pause, fünfmal wiederholen.
5. Beenden Sie die Selbstbehandlung, indem Sie nach den 5 Atmungszyklen in die Ausgangsstellung zurückkehren und sich entspannen.

Die DUPONTLERCHE als Prophylaxe

Zwei- bis dreimal pro Woche ausgeführt, hält die DUPONTLERCHE Ihre Halswirbelsäule beweglich und beugt Kopf- und Schulterschmerzen vor. Wenden Sie Anwendungsform A oder B an, je nachdem, welche Ihnen angenehmer ist.

Waldnachtigall — *Selbstbehandlung Nr. 5134*

Diese Selbstbehandlung wirkt auf die gesamte Wirbelsäule, insbesondere auf die Hals- und Lendenwirbelsäule. Sie wird angewendet zur Beseitigung von Beschwerden im Bereich von Kopf, Nacken und Hals, die mitunter von Ausstrahlung in Schultern und Arme begleitet sind. Sie ist ebenfalls wirksam bei steifem Hals und knirschendem Geräusch, wenn man den Kopf bewegt. Sie fördert die Beweglichkeit der Halswirbelsäule, regt das Nervensystem an, wirkt entspannend bei Streß, verbessert die Koordination und dient auch dem Ausgleich der Körperenergie. Außerdem hat sie sich bewährt bei Ermüdung durch langes Sitzen, anstrengende geistige Arbeit oder lange Autofahrten.

Bewegungsebene: Drehen des Kopfes auf der Horizontalebene, Bewegung der Gliedmaßen auf der Sagittalebene.

Besondere Hinweise

Diese Selbstbehandlung wird am besten im Stehen (ohne Schuhe), kann aber auch im Liegen, auf einer harten Fläche, ohne Kopfkissen, durchgeführt werden. Die Bewegungen sollen schwungvoll und rhythmisch sein. Die Selbstbehandlung ist nur wirksam, wenn dabei die entgegengesetzten Gliedmaßen eingesetzt werden, das heißt gleichzeitig rechten Arm und linkes Bein bzw. linken Arm und rechtes Bein heben.

TEST vor Ausführung der Selbstbehandlung
WALDNACHTIGALL

Ausgangsstellung für den Test: Aufrecht, aber nicht steif sitzen.

- Weiße Figur: Drehen Sie den Kopf so weit es geht langsam nach rechts.
- Drehen Sie den Kopf in die Ausgangsstellung zurück.
- Roséfarbene Figur: Drehen Sie den Kopf so weit es geht langsam nach links.

187

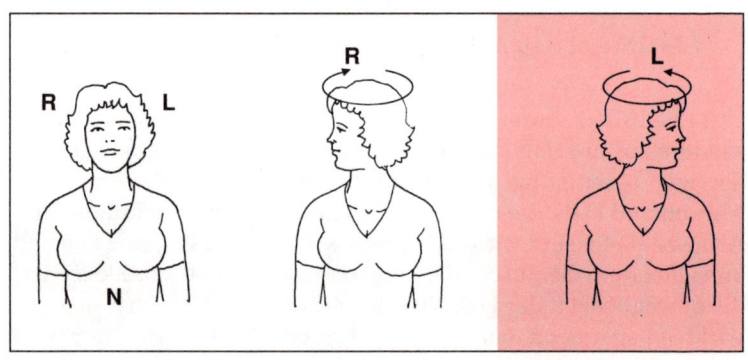

Testergebnis A

Wenn die Kopfdrehung nach *rechts* (weiße Figur) Unbehagen oder Schmerzen verursacht oder verschlimmert, oder wenn diese Bewegung im Vergleich mit der anderen Seite eingeschränkt ist, führen Sie die Selbstbehandlung folgendermaßen aus:

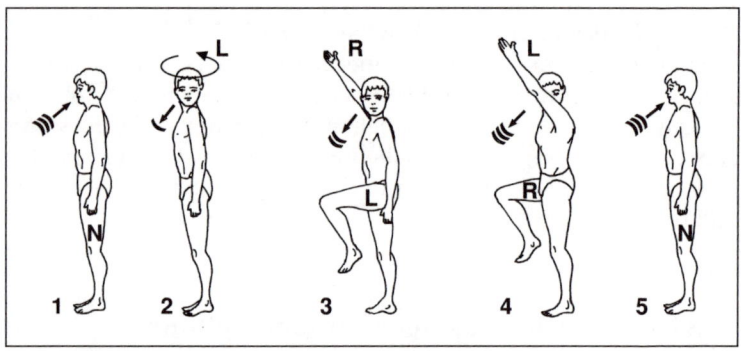

Achtung: Alle Bewegungen von Abbildung 2 bis 4 werden ziemlich schnell und schwungvoll in einer einzigen Ausatmung ausgeführt.

1. Ausgangsstellung: Ohne Schuhe, aufrecht und entspannt stehen. Atmen Sie tief ein (Bauch raus).
2. *Während* Sie beginnen auszuatmen (Bauch rein), drehen Sie den Kopf so weit wie möglich nach *links.*

188

3. *Während* Sie weiterhin ausatmen, heben Sie mit Schwung gleichzeitig das linke Bein und den rechten Arm.
4. *Weiterhin* ausatmend, senken Sie jetzt das linke Bein und den rechten Arm und heben das rechte Bein und gleichzeitig den linken Arm.

Wiederholen Sie den Vorgang (Abb. 3 und 4) so oft es Ihnen gelingt in der gleichen Atmungsphase. Im Prinzip ist es, als würden Sie schwungvoll auf der Stelle marschieren, während Sie den Kopf nach links gedreht halten.

5. Beenden Sie das »Marschieren«, drehen Sie den Kopf in die neutrale Stellung zurück, und atmen Sie tief ein (Bauch raus).

Wiederholen Sie den gesamten Zyklus wie beschrieben hintereinander während 5 Ausatmungsphasen.

Testergebnis B

Wenn die Kopfdrehung nach *links* (roséfarbene Figur) Unbehagen oder Schmerzen verursacht oder verschlimmert, oder wenn diese Bewegung im Vergleich mit der entgegengesetzten Seite eingeschränkt ist, führen Sie die WALDNACHTIGALL wie folgt aus:

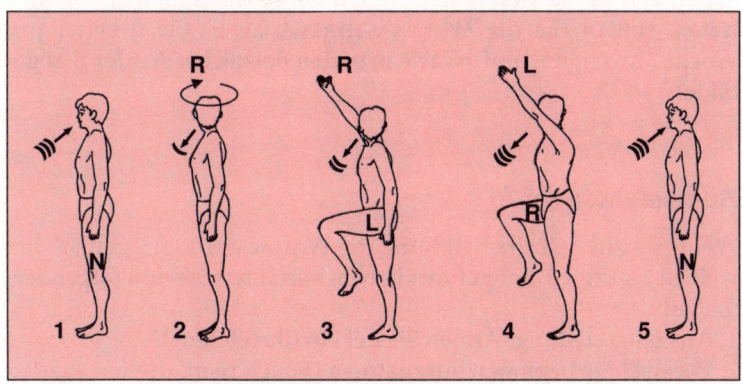

Achtung: Die Bewegungen in Abbildung 1 bis 4 werden ziemlich schnell und schwungvoll in einer einzigen Ausatmungsphase ausgeführt.

1. Ausgangsstellung: Ohne Schuhe, aufrecht und entspannt stehen. Atmen Sie tief ein (Bauch raus).

2. *Während* Sie beginnen auszuatmen (Bauch rein), drehen Sie den Kopf so weit es bequem geht nach *rechts*, halten diese Stellung und ...

3. Indem Sie weiter ausatmen, heben Sie mit Schwung das linke Bein und den rechten Arm.

4. Immer noch in der Ausatmung, wechseln Sie jetzt und senken das linke Bein und den rechten Arm, gleichzeitig heben Sie das rechte Bein und den linken Arm.

Marschieren Sie wie in Abbildung 3 und 4 abgebildet auf der Stelle, so oft es Ihnen während einer Ausatmungsphase möglich ist; aber übertreiben Sie nicht!

5. Beenden Sie das Marschieren, wenn die Ausatmungsphase beendet ist. Drehen Sie den Kopf in die Ausgangsstellung zurück, und atmen Sie tief ein (Bauch raus).

Wiederholen Sie den gesamten Zyklus hintereinander während 5 Ausatmungsphasen.

Die WALDNACHTIGALL zur Nachsorge

Wenn Sie Ihren normalen Gesundheitszustand wiederhergestellt haben und vermeiden möchten, daß die Beschwerden erneut auftreten, sollten Sie die WALDNACHTIGALL zwei- bis dreimal pro Woche anwenden, und zwar wie in den Beispielen A oder B abgebildet.

Anwendungsform A

Wenn Sie zur Selbstbehandlung die WALDNACHTIGALL gemäß den weißen Figuren durchgeführt haben, verfahren Sie nun folgendermaßen:

1. Ausgangsstellung: Atmen Sie tief ein (Bauch raus).

2. *Während* Sie beginnen auszuatmen (Bauch rein), drehen Sie den Kopf bis an die äußerste mögliche Grenze nach *links*. Halten Sie diese Stellung.

3./4. Marschieren Sie während der gesamten Ausatmungsphase so oft Sie können auf der Stelle, indem Sie abwechselnd das linke Bein und den rechten Arm und das rechte Bein und den linken Arm mit Schwung und ziemlich rasch heben und senken.

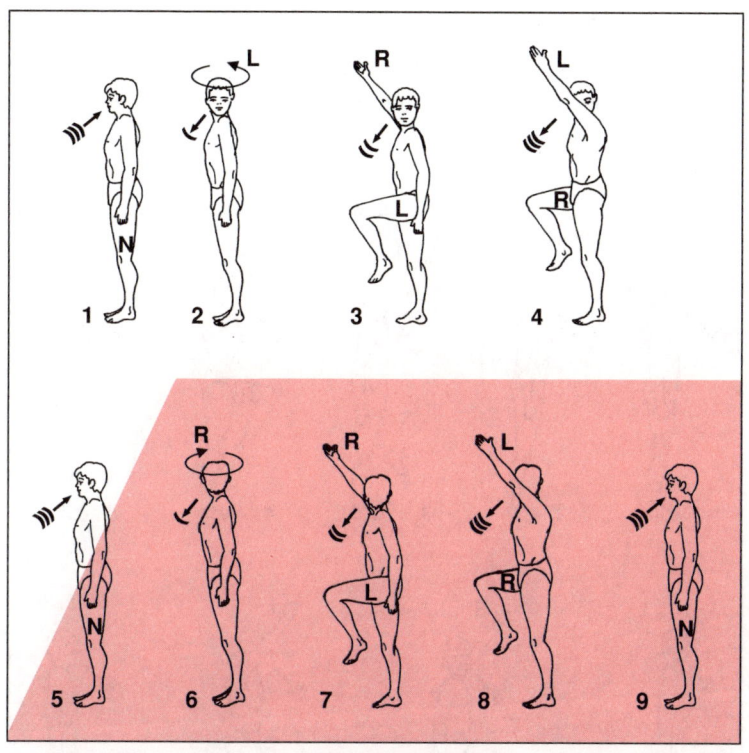

5. Hören Sie nach Beendigung der Ausatmungsphase auf zu marschieren, drehen Sie den Kopf in die Ausgangsstellung zurück, und atmen Sie wieder tief ein (Bauch raus).
Wiederholen Sie den gesamten Zyklus (Abb. 2 bis 5) fünfmal hintereinander.

6. *Während* Sie wieder beginnen auszuatmen (Bauch rein), drehen Sie den Kopf so weit es geht nach *rechts;* halten Sie diese Stellung.

7./8. Marschieren Sie wieder wie vorher während der Ausatmungsphase auf der Stelle.

9. Wenn Ihre Ausatmungsphase beendet ist, drehen Sie den Kopf in die Ausgangsstellung zurück und atmen wieder tief ein (Bauch raus).

Wiederholen Sie das Ganze (Abb. 6 bis 9) fünfmal hintereinander, und entspannen Sie sich dann.

Anwendungsform B

Wenn Sie zur Selbstbehandlung die WALDNACHTIGALL entsprechend den roséfarbenen Figuren ausgeführt haben, verfahren Sie jetzt zur Nachsorge wie folgt:

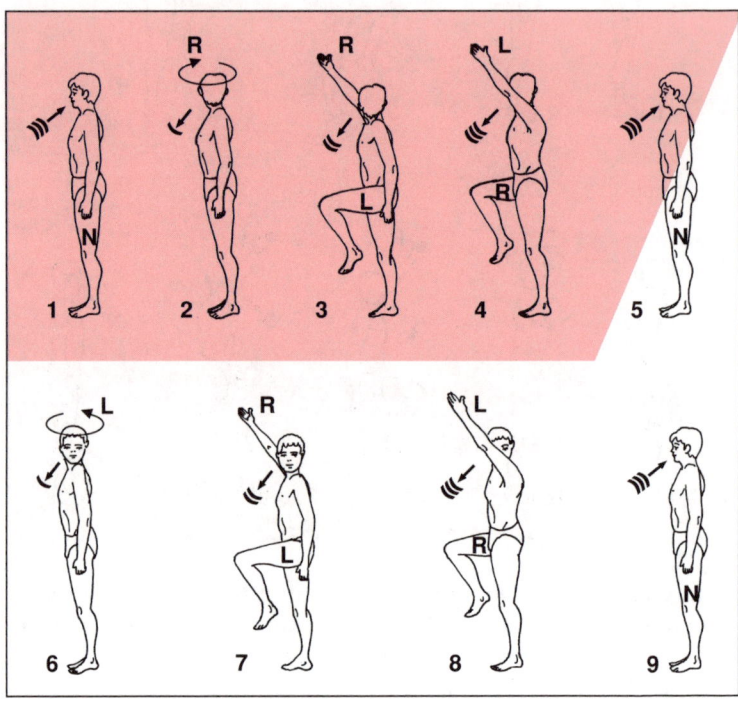

1. Ausgangsstellung: Atmen Sie tief ein (Bauch raus).
2. *Während* Sie beginnen auszuatmen (Bauch rein), drehen Sie den Kopf bis an die äußerste mögliche Grenze nach *rechts*. Halten Sie diese Stellung.
3./4. Marschieren Sie während der gesamten Ausatmungsphase so oft Sie können auf der Stelle, indem Sie abwechselnd das linke Bein und den rechten Arm und das rechte Bein und den linken Arm mit Schwung und ziemlich rasch heben und senken.

5. Hören Sie nach Beendigung der Ausatmungsphase auf zu marschieren, drehen Sie den Kopf in die Ausgangsstellung zurück, und atmen Sie wieder tief ein (Bauch raus). Wiederholen Sie den gesamten Zyklus (Abb. 2 bis 5) fünfmal hintereinander.

6. *Während* Sie wieder beginnen auszuatmen (Bauch rein), drehen Sie den Kopf so weit es geht nach *links;* halten Sie diese Stellung.

7./8. Marschieren Sie wieder wie vorher während der Ausatmungsphase auf der Stelle.

9. Wenn Ihre Ausatmungsphase beendet ist, drehen Sie den Kopf in die Ausgangsstellung zurück und atmen wieder tief ein (Bauch raus).

Wiederholen Sie das Ganze (Abb. 6 bis 9) fünfmal hintereinander, und entspannen Sie sich dann.

Die WALDNACHTIGALL als Prophylaxe

Zwei- bis dreimal pro Woche angewendet, hält die WALDNACHTIGALL Ihre Wirbelsäule beweglich, beugt Kopf- und Schulterschmerzen, Streß- und Ermüdungserscheinungen vor, steigert Ihre geistige und körperliche Energie und fördert Ihre Koordinationsfähigkeit. Es lohnt sich also, sie zur Angewohnheit zu machen! Wenden Sie Anwendungsform A oder B an, je nachdem, welche Ihnen angenehmer ist.

Durch die besondere Atmungsweise und die Streckbewegung verdanken wir der Selbstbehandlung RUBINKEHLCHEN verschiedene heilsame Wirkungen. So ist sie äußerst hilfreich bei Kopfweh und geistiger Überanstrengung. Die tiefe Atmung und die Beugung mit dem Kopf nach unten regt häufig die Atmungsorgane an und fördert die Ausscheidung der oft stagnierenden Restluft in der Lunge. Außerdem wird die Blutzirkulation angeregt, was sich besonders bei Kältegefühl positiv auswirkt. Die reinigende Wirkung auf den gesamten Kreislauf ist besonders günstig für Menschen, die Kranke versorgen oder in geschlossenen Büros, häufig voller Rauch und verbrauchter Luft, arbeiten müssen.

Bewegungsebene: Beugen und Strecken des Körpers auf der Sagittalebene.

Besondere Hinweise

Die Selbstbehandlung wird aufrecht, entspannt und ohne Schuhe stehend ausgeführt. Übertreiben Sie die Bewegungen nicht, weder das Beugen nach unten (Sie brauchen mit den Fingern nicht bis auf den Boden zu kommen) noch das Strecken des Halses.

Bei dieser Selbstbehandlung ist kein vorangehender Test notwendig. Wichtig ist, daß die erforderlichen Bewegungen und Stellungen keine Beschwerden hervorrufen oder verstärken.

Die Selbstbehandlung ist nicht angezeigt für Menschen, die beim Nach-vorne-Beugen Beschwerden haben oder an Rückenschmerzen leiden.

1. Ausgangsstellung: Ohne Schuhe, aufrecht und entspannt mit leicht gespreizten Beinen stehen. Atmen Sie ganz aus (Bauch rein).
2. Atmen Sie tief ein (Bauch raus), und heben Sie die Arme. Während Sie die Luft 5 Sekunden lang anhalten, machen Sie mit den Armen kleine ruckartige Bewegungen zur Decke hin.
3. *Während* Sie stark und geräuschvoll durch den offenen Mund ausatmen, beugen Sie sich nach unten, als wollten Sie mit den Händen den Boden berühren. Bleiben Sie während der Atem

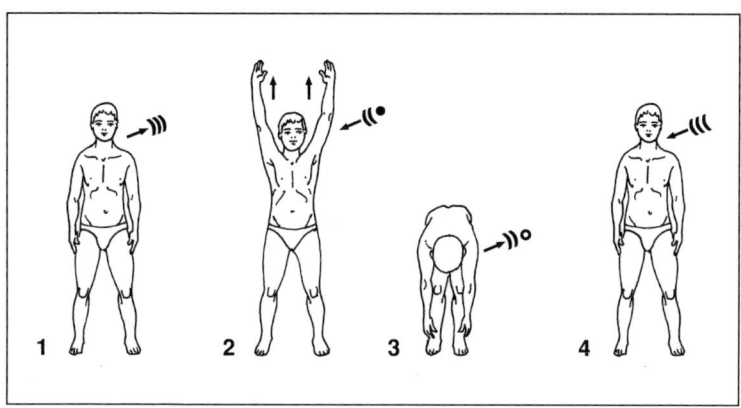

pause von 5 Sekunden in dieser Stellung, und versuchen Sie, mit dem Hals kleine ruckartige Bewegungen zu machen, als wollten Sie ihn verlängern. Schultern und Oberkörper werden dabei nicht bewegt.

4. *Während* Sie durch die Nase einatmen, richten Sie sich langsam in die Ausgangsstellung auf und entspannen sich einen Moment.

Wiederholen Sie den Vorgang (Abb. 1 bis 4) dreimal hintereinander.

Das RUBINKEHLCHEN zur Nachsorge und Prophylaxe

Schon wegen seiner positiven Allgemeinwirkung bietet sich das RUBINKEHLCHEN als hilfreicher Begleiter an. Es steht Ihnen auf Abruf zur Verfügung. Wenden Sie es zwei- bis dreimal pro Woche zur Nachsorge an oder wann immer Sie es brauchen, doch nicht öfter als dreimal am Tag.

Was tun, wenn die gewünschte Wirkung ausbleibt?

Erwarten Sie von Zilgrei keine Wunder! Seien Sie vielmehr geduldig sowohl mit sich selbst als auch mit der Methode, und verlieren Sie nicht gleich den Mut, wenn Ihre Schmerzen nicht sofort verschwinden. In vielen Fällen stellt sich bereits nach der ersten Anwendung schon eine Besserung ein, in anderen, besonders bei hartnäckigen Beschwerden, dauert es etwas länger. Wichtig ist, daß Sie die Verbesserungen erkennen, auch wenn Sie noch so gering sind oder sich anfänglich »nur« in der Zunahme der Bewegungsspanne ausdrücken. Das ist schon sehr viel, denn es besteht eine direkte Verbindung zwischen Bewegungseinschränkung und Schmerzen. Wenn also zu Beginn der Therapie die Schmerzen sich nicht verändern, aber die Bewegungsspanne zunimmt, bedeutet das, daß Ihr Körper auf die Selbstbehandlungen anspricht. Fahren Sie deshalb mit der regelmäßigen Anwendung fort, Sie werden sehen, daß auch Ihre Schmerzen abnehmen und mit der Zeit verschwinden.

Beschwerden können generell in drei Kategorien eingeteilt werden, in
1. akute
2. chronische
3. wiederholte, krampfartige, wechselhafte

Seit kurzem bestehende, akute Beschwerden sprechen erfahrungsgemäß ziemlich rasch auf die Zilgrei-Selbstbehandlungen an.

Chronische Erkrankungen brauchen meist länger, obwohl sich kleine Anzeichen der Besserung bereits nach den ersten Anwendungen bemerkbar machen.

Wiederholt auftretende, krampfartige oder wechselhafte Zustände können sich wie akute, aber auch wie chronische oder eine Kombination von beiden verhalten. Sie sollten sich darüber im klaren sein, wie wichtig es ist, ein Nachsorgeprogramm zu befolgen, sobald sich Ihr Gesamtzustand gebessert hat und Sie keine Schmerzen mehr haben. Besonders Menschen, deren Beschwerden in die dritte Kategorie fallen, tendieren dazu, die Anwendung der Methode aufzugeben, sobald sich ihr Zustand gebessert hat. Gerade sie sollten sich Zilgrei zur Gewohnheit machen, weil sie meist abwechselnd zwischen akutem und chronischem Zustand schwanken. Der Körper braucht einfach seine Zeit, bis er in der Lage ist, Schäden zu beheben, die sich über einen langen Zeitraum hin entwickelt haben.

Wenn Sie nach einigen Tagen der Anwendung überhaupt keine positive Wirkung feststellen, die Schmerzen unvermindert anhalten und die Beweglichkeit nicht im geringsten zugenommen hat, ist es gut möglich, daß Sie die Selbstbehandlungen falsch ausführen oder Sie sich jene ausgesucht haben, die für Ihre Beschwerden nicht geeignet sind.

Überprüfen Sie, ob Sie die Zilgrei-Atmung korrekt durchführen, ob Sie die angesprochene Bewegungsebene präzise einhalten und die in den Anweisungen vorgeschriebene Stellung während der gesamten fünf Atmungszyklen beibehalten.

Hilft auch das nichts, wenden Sie sich an Zilgrei-Lehrerinnen oder -Lehrer, oder an Zilgrei-Therapeutinnen oder -Therapeuten. Sie kennen noch viele andere Selbstbehandlungen und sind darüber hinaus aufgrund ihres Wissens, das sie in von der Deutschen Zilgrei-Gesellschaft e. V. abgehaltenen Ausbildungskursen erworben haben, fähig, Ihnen für Sie »maßgeschneiderte« Selbstbehandlungen zu vermitteln.

Wir konnten häufig beobachten, daß gewisse Beschwerden wie Kopfweh, Übelkeit, steifer Hals usw., die trotz Anwendung der dafür angezeigten Selbstbehandlungen nicht zu beseitigen waren, plötzlich und anhaltend verschwanden, wenn Selbstbehandlungen für die Lendenwirbelsäule oder für das Becken angewendet wurden. Das bedeutet, daß die Symptome zwar im Kopf- und Nackenbereich auftreten, die Ursache dafür aber in einem anderen Abschnitt der Wirbelsäule liegt, z. B. im Lendenbereich. Sie sollten dann logischerweise Selbstbehandlungen für die Lendenwirbelsäule anwenden, die in diesem Buch, mit Ausnahme von ADLER, KRANICH und EISVOGEL, nicht enthalten sind. Umgekehrt kommt es auch häufig vor, daß eine Selbstbehandlung für den Nacken und die Halswirbelsäule Lenden- oder Beckenschmerzen zum Verschwinden bringt. Denken Sie an das Kapitel am Anfang des Buches bezüglich der LOVETT-BROTHER- und VERTEMERE-Prinzipien, die die Wechselbeziehung zwischen den Körperbereichen und -strukturen darlegen. Demnach ist es einleuchtend, daß eine Selbstbehandlung für einen bestimmten Körperteil eine positive Wirkung auch auf andere Körperbereiche ausübt. Zum Beispiel eine Zilgrei-Selbstbehandlung für:

- Die Halswirbelsäule kann günstige Auswirkungen auf den Kopf, die Schultern, die Arme und die Brustwirbelsäule haben.
- Die Brustwirbelsäule kann günstige Auswirkungen auf den Nacken, die Schultern, die Arme und die Lendenwirbelsäule haben.
- Die Lendenwirbelsäule kann günstige Auswirkungen auf die Brustwirbelsäule, das Becken, auf Beine und Füße haben.
- Das Becken kann günstige Auswirkungen auf die Lendenwirbelsäule, die Beine und die Füße haben.
- Die Beine können günstige Auswirkungen für das Becken, die Knie, die Fußgelenke und die Füße haben.

Das ebenfalls im Mosaik Verlag erschienene Buch *Neue Hoffnung: Zilgrei* enthält Selbstbehandlungen für die am häufigsten auftretenden Beschwerden des Bewegungsapparates, die gemeinhin dem »Rheuma« und der Arthrose zugeschrieben werden. Außerdem beinhaltet es Selbstbehandlungen gegen Stuhlverstopfung, Menstruationsbeschwerden und streßbedingte nervöse Beschwerden.

Wie und wo können Sie die Zilgrei-Methode erlernen

Publikationen
Ebenfalls im Mosaik Verlag erschienen ist das Buch *Neue Hoffnung: Zilgrei* und *Zilgrei gegen Rückenschmerzen*. Es enthält erweiterte Informationen über die Zilgrei-Methode, ihre Entstehungsgeschichte, ihre Anwendungsmöglichkeiten sowie Abbildungen und

Erläuterungen, die alle drei Abschnitte der Wirbelsäule, Becken, Schultern, Hüft-, Fuß-, Handgelenke, Knie und Ellenbogen, praktisch den gesamten Bewegungsapparat einbeziehen. Sie erhalten das Buch über den Buchhandel oder über die Deutsche Zilgrei-Gesellschaft e. V., Savignystraße 80, 6000 Frankfurt/M.
In Italien, dem Ursprungsland der Zilgrei-Methode sind bisher beim Verlag Arnoldo Mondadori von den gleichen Autoren erschienen:

- Zilgrei – Il metodo per eliminare subito il dolore
- Zilgrei – come eliminare da soli il mal di schiena
- Zilgrei – come eliminare subito il mal di testa e i dolori da artrosi cervicale
- Zilgrei – come eliminare da soli i dolori agli arti superiori
- Zilgrei – come eliminare da soli i dolori agli arti inferiori
- Zilgrei – come eliminare da soli i dolori dorsali

Weitere Übersetzungen sind in Vorbereitung. Bis zum gegenwärtigen Zeitpunkt (Dez. 1991) sind über 6 000 Selbstbehandlungsanwendungen entwickelt worden, die nicht nur den Bewegungsapparat betreffen, sondern auch sehr erfolgreich bei Zivilisationskrankheiten wie Streß, Verstopfung, Schlaflosigkeit, Nervosität usw. eingesetzt werden können. Im übrigen hat sich Zilgrei als äußerst wirksam während Schwangerschaft und Geburt erwiesen. Auch darüber wird in absehbarer Zeit ein Buch erscheinen.

Beratung
Wenn Sie persönliche Beratung benötigen oder erfahren möchten, ob es in Ihrer Nähe Zilgrei-Therapeuten/innen oder -Lehrer/innen gibt, wenden Sie sich an die
Deutsche Zilgrei-Gesellschaft e. V.
Savignystraße 80
6000 Frankfurt/M.
Telefon 0 69/74 99 84

Gegen Einsendung eines adressierten Umschlags und 5 DM in Briefmarken erhalten Sie Informationsmaterial und ein Lehrer- bzw. Therapeutenverzeichnis. Die Unterlagen informieren Sie unter anderem über Privat- und Gruppenlektionen.

Ausbildungskurse

Wenn Sie daran interessiert sind, Ihre Kenntnisse über die Zilgrei-Methode zu vertiefen oder sie beruflich anzuwenden, können Sie die regelmäßig von der Deutschen Zilgrei-Gesellschaft e. V. abgehaltenen Ausbildungskurse besuchen. Die Kurse werden belegt von Frauen und Männern aller medizinischen und paramedizinischen Fachbereiche, von Sport-, Yoga-, Gymnastiklehrern, Psychologen; ja man könnte sagen, im allgemeinen von Menschen, die beruflich oder aus Überzeugung mit Menschen zu tun haben. Viele heute aktive Zilgrei-Lehrerinnen und -Lehrer verfügen über keinerlei medizinische Vorbildung. Sie haben sich in Zilgrei ausbilden lassen, um in Privatlektionen oder Selbsthilfekursen (oft auch an Volkshochschulen) die Methode zum Zweck der Selbsthilfe weiterzuvermitteln. Der Grundkurs umfaßt acht Tage, aufgeteilt in zwei Teile.

Die Deutsche Zilgrei-Gesellschaft e. V. schickt Ihnen gern auf Anfrage nähere Informationen darüber.

Die Ausbildungs- und Weiterbildungskurse werden auch von vielen Ärzten besucht, die ihren Patienten wirksame Behandlungsmöglichkeiten anbieten möchten, die über die Schulmedizin hinausgehen und den Medikamentenkonsum einschränken. In der Tat ist Zilgrei sehr umfassend, so daß es notwendig wurde, diese Selbstbehandlungsanwendungen vier Hauptkategorien zuzuordnen, die Aufschluß darüber geben, welche Selbstbehandlungen von wem angewendet werden dürfen.

Grad 1: Sämtliches Material, das heißt Informationen, Tests, Selbstbehandlungen usw., ist jedermann zugänglich und kann von jedermann angewendet werden, zum Beispiel der Inhalt dieses Buches und unserer Bücher *Neue Hoffnung: Zilgrei* und *Zilgrei gegen Rückenschmerzen.*

Grad 2: Diese Selbstbehandlungen können mit Hilfe einer x-beliebigen Person, die nicht unbedingt in Zilgrei ausgebildet ist, angewendet werden.

Grad 3: Die Anwendungen dürfen nur nach Anweisung und unter Aufsicht einer/eines von der Deutschen Zilgrei-Gesellschaft ausgebildeten Zilgrei-Lehrerin/-Lehrers ausgeführt werden.

Grad 4: Die Anwendungen benötigen die Aufsicht eines Arztes oder Heilpraktikers, die in der Zilgrei-Methode ausgebildet sind (selbstverständlich durch die Deutsche Zilgrei-Gesellschaft).

Wir weisen ausdrücklich darauf hin, daß nur Personen, die in von den Autoren bewilligten Kursen ausgebildet und im Besitz eines von Herrn Dr. Greissing unterschriebenen Zertifikats sind, befugt sind, die Zilgrei-Methode zum Zweck der Selbsthilfe bzw. zur Behandlung (sofern ihr Berufsstand dies zuläßt) weiterzuvermitteln. Damit Sie nicht Gefahr laufen, sich einer Person anzuvertrauen, die in Zilgrei nicht kompetent ist, lassen Sie sich das Zertifikat vorlegen.

Register